后浪

——— 完全图解版 ———

走路健身法

顶尖教练教你随时随地运动

[韩]金哲彦 著

肖 潇 译

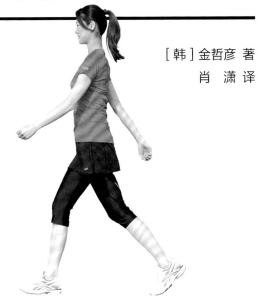

Body Core Walking

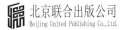

北京联合出版公司

Beijing United Publishing Co.,Ltd.

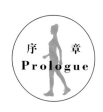
走路 是全民性的运动

东京马拉松在日本国内引爆了规模空前的跑步潮，怀着"我也要跑跑看"的想法开始跑步的人数量激增。从事了近20年跑步教学的我也接受了很多来自杂志和活动主办方的邀请，为普通跑步者提供指导。

近来，走路的受欢迎程度比跑步还要高。比起跑步的高门槛，走路对于任何人来说都可以轻松开展，因此受到了老年人和不喜欢运动的人的青睐。

实际上，走路和跑步给身体造成的负担存在很大差别。跑步时，着地瞬间承受的冲击力相当于体重的3~4倍，但走路时，着地瞬间承受的冲击力大约与体重相同。合理调整速度的话，走路就不会出现上气不接下气的情况。从便利性上来讲，走路无论何时何地都能进行，如今已经成为全民性的运动。

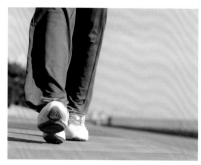

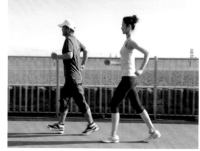

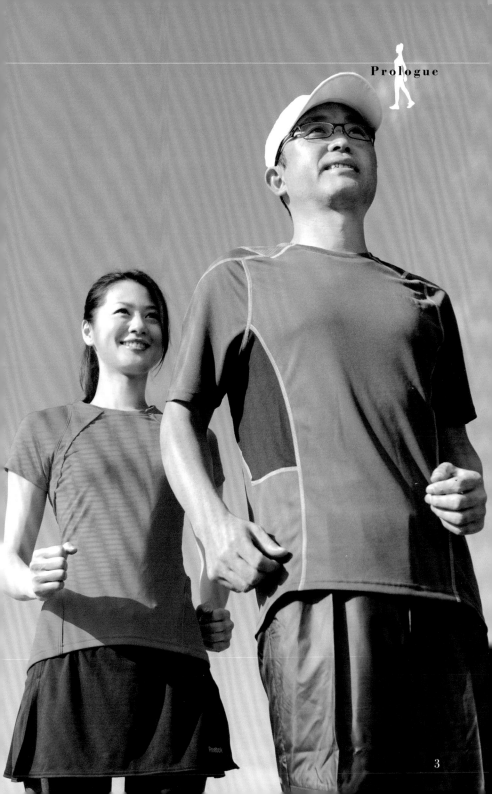

走路的好处超出你的想象

在跑步流行的同时，"代谢综合征"这个词也开始在日本落地生根。所谓代谢综合征，是指内脏的脂肪堆积，同时伴有高血糖、高血压、脂质异常三种情况中的任意两种以上的状态。为了预防和消除这种情况，走路被推荐作为运动疗法的一种。

作为有氧运动的代表，走路带给身体的负担较轻，实施起来较为方便，容易养成习惯，因此最适合用于保持健康。以下是它的效果：

①提升心肺功能；

②能够帮助塑身；

③通过肌肉力量增加基础代谢量；

④缓解畏冷和肩部僵硬；

⑤强健骨骼，预防骨质疏松；

⑥使生活状态变得更活跃；

⑦消除疲劳；

⑧心情变得积极乐观；

⑨免疫力得到增强，不容易生病；

⑩膳食均衡，不再挑食；

⑪改善睡眠状况。

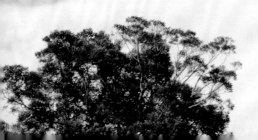
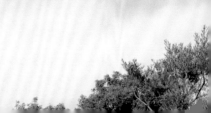

怎么样? 你是不是已经意识到, 只要坚持走路锻炼, 就能获得健康、美丽和内心的充实快乐。

为什么听起来全是好处呢? 这是由于走路是一项用到了全身肌肉的有氧运动。腿和手臂就不用说了, 由于全身的肌肉都用到了, 所以身体也就得到了均衡的拉伸, 能够塑造出优美的形体。肌肉量增加, 基础代谢量就会随之增加, 进而就会练成吃很多也不长胖的体质, 最适合减肥。

此外, 由于在着地的时候会对骨骼施加压力, 因此走路可以增加骨密度, 预防骨质疏松。

并且, 由于走路需要更多氧气, 因此, 心脏、肺部和血管的机能会被全面调动起来, 进而改善血液循环, 激发大脑活性, 使头脑变得更加清晰。实际上, 我自己在思考工作上的一些新计划时, 与坐在桌前发呆相比, 更愿意选择到外面边走边想。走路可以让心情焕然一新, 能够想出更好的点子来。

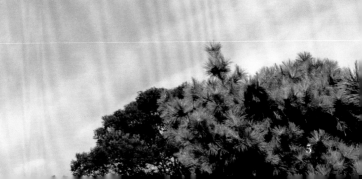

正确的方法会
让走路的效果
翻倍！

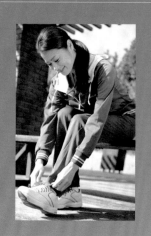

　　预防疾病、保持健康、减肥、消除疲劳，这些目标都能通过走路达到。然而，在观察那些在大街上和公园里走路的人时，有时我反而会觉得"虽然在走路，但这样的走法儿简直是浪费呀"。之所以这样说，是因为很多人都没有采用正确的走路方法。

　　有些人走得太快，导致肩膀耸起，非常紧张；有些人走路时身体一直向一侧倾斜着；有些人的头和肩一直向前探，导致后背弯曲……大街小巷的走路爱好者的姿势千差万别，很多人的走路方式都存在着这样那样的问题。这样一来，走路的好处恐怕就会大打折扣了。可能很多人会认为"用什么方式走路有关系吗""不用想得这么严格也可以吧"，但实际上，"走路方式"非常重要。因为在增强走路效果方面，它起着与"走路距离"和"走路时间"同等重要，甚至比前两者更重要的作用。

　　为什么我要强调"走路方式"的重要性呢？这是因为在运动员跑步的时候，姿势也同样重要。

　　以前人们说起田径运动的练习，通常认为量比质更重要。然而，如果不能够以正确的姿势有效奔跑的话，无论怎样努力，都无法提升成绩。不仅如此，

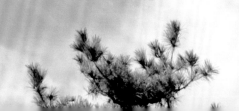

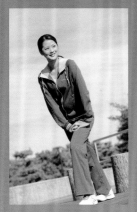 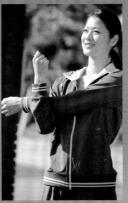 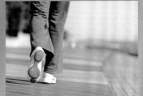

还会引发腿部和腰部的疼痛。跑步者想要跑得更快、更远、更轻松，就必须要牢记正确的跑步方式，有效利用身体所拥有的正常机能。因此，我在指导跑步者的时候，都会从正确的身体使用方法——也就是姿势——开始进行指导。

这件事在走路上也是一样。刚才说到，走路是全身性的有氧运动，这一说法乃是建立在采用正确走路方式的前提之下。如果坚持采用自己有问题的走路方式的话，就没有办法取得充分的效果。

此外，经常会听到有人说走路导致"膝盖疼""腰疼"，这些运动损伤也主要是由于错误的走路方式引发的。当然，平时运动不足、年龄增大引起的肌肉力量下降、关节衰退等也是导致伤痛的原因。但是，这些人就更需要采用正确的走路方式。如果掌握了正确的走路方式，慢慢地，走路就会变成一件乐事，疼痛消失，走路也会变得轻松起来。

如上所述，虽然"走路方式"非常重要，但是因为走路是谁都会的事情，所以走路的方式反而容易被忽视。本书以那些走路锻炼的人和以走路为爱好的人为对象，介绍一些高效走路的思路以及运用身体的方法。

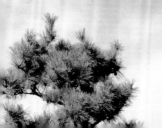 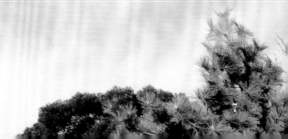

正确走路方式
的要点：
躯干

　　能够最大限度提升走路效果的走路方式，就是本书要大力介绍的"躯干走路法"。现在市面上有各种各样的走路教学班，他们教授给大家的就是这一理论。

　　采用"躯干走路法"都有哪些好处呢？

①姿势变得好看

②体形变得匀称

③长时间走路也不会疲劳

④膝盖和腰部不会疼痛

⑤热量消耗增加

⑥走路速度提升

⑦体力得到提升

⑧缓解肩部僵硬

　　如上所述，通过走路获得的锻炼效果会得到进一步的加强，或许其中有些人在掌握了正确的走路方法后，还会开始挑战跑步吧。

　　"躯干走路法"的效果不仅会体现在走路时，还会体现在日常生活中——站姿、坐姿都会得以改善，体形变得优雅美丽。此外，由于身体的走形被逐渐矫正，颈肩僵硬的烦恼也会逐渐解除。

　　"躯干走路法"的理论是我在对跑步者进行指导的过程中思考的结果。我想很多人都会有一个疑问，就是"走路"和"跑步"究竟是不是一回事。简言之，"是一回事"。在指导跑步者的时候，要从"站立"开始，然后逐渐按照"走路""跑起来""快跑""跑得更快"的步骤循序渐进地进行指导。"躯干走路法"正是我在对跑步者进行的指导进行到"走路"这个步骤时，不断丰富扩展而做出的总结。虽说"充其量也只是走路"，但还是能够从中学到与顶级跑步者一样的身体运用方法。因为可以学到作为基础的躯干的运用方法，因此在提升跑步水平和进行其他体育运动时，也可以起到一些作用。

　　利用躯干，可以使走路方式、身体机能和体形都发生变化。请试着用身体去感知这种可喜的变化吧。从拿到这本书的那个瞬间，开启你全新的走路生活吧。

　　　　　　　　　　　　　　　　　　　　　　　　金哲彦

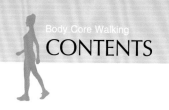

Body Core Walking

CONTENTS

走路健身法

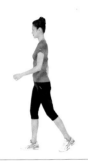
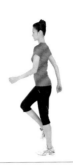
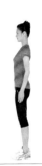

Body Core Walking

CONTENTS

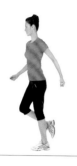 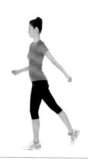 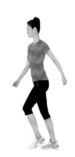

第 1 章

什么是躯干？

大家每天都要"走路"。

如果走路的时候有效利用躯干的话，

会跟以往有什么不同呢？

就让我们一起去探究

能够将走路的好处放大数倍的"躯干走路法"的秘密吧。

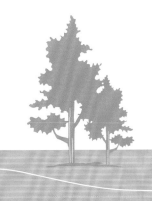

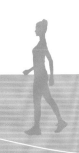

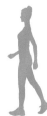

躯干是指
身体的胴体部分

躯干能够
产生巨大的力量

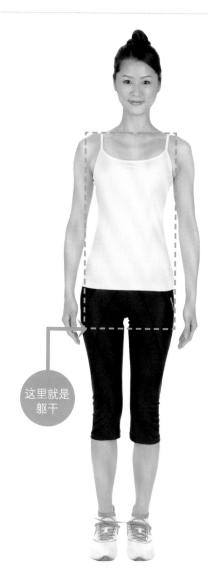

这里就是
躯干

　　想要最大限度地挖掘走路的好处，采取正确的走路方式非常重要。其中的关键词就是"躯干"。躯干，英文的 body，是指身体的中心，也就是胴体。请把身体想象成一棵树。胴体就相当于树干，手臂、腿和手指与脚趾就相当于从树干上延伸出来的树枝。正如字面所表达的意思一样，所谓躯干，就是指躯体的主干部分。

　　躯干最主要的特征在于，与手臂和腿部相比，躯干上聚集了更大块的肌肉。这些肌肉能够产生巨大的力量，成为人体活动的动力。此外，躯干与手臂和腿部相连接，如果能够有效活动躯干，就可以减轻相当于树枝的手臂和腿部的负担。

　　观察顶尖运动员的运动，就会发现，越是优秀的运动员，在跑、踢、投的时候，就越会用到躯干，而不是仅仅活动手臂和腿部。躯干能够产生令人惊讶的速度和惊人的力量。

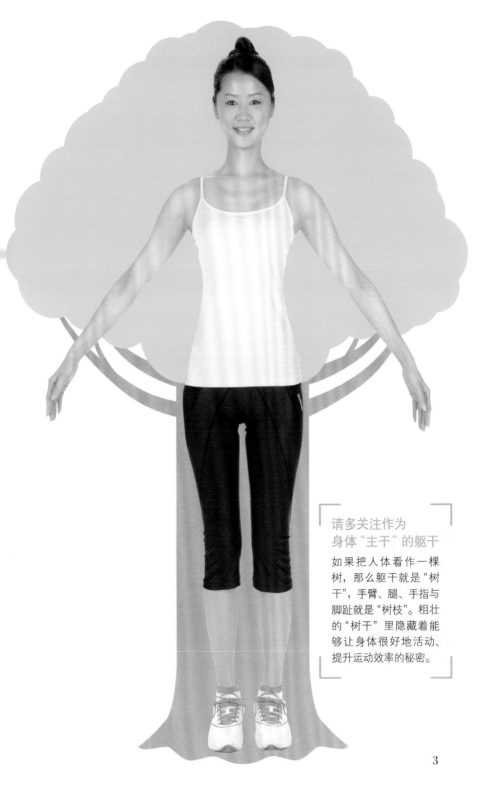

请多关注作为
身体"主干"的躯干

如果把人体看作一棵
树，那么躯干就是"树
干"，手臂、腿、手指与
脚趾就是"树枝"。粗壮
的"树干"里隐藏着能
够让身体很好地活动、
提升运动效率的秘密。

由于用双腿行走而发达起来的躯干会老化衰退

躯干驱使双腿行走是人类的重要特征

我们人类从四肢行走向靠双腿直立行走进化的结果，就是解放了双手。另一方面，由于必须依靠双腿保持平衡，因此肌肉和骨骼也发生了变化。以脊椎骨为轴，作为重力支撑点的腹部、背部、臀部，也就是躯干的肌肉都变得发达了起来。

如果有效利用躯干的肌肉，就可以保持正确的姿势。然而，如果躯干衰退了，那么身姿也会随之被破坏，腰背变得弯曲。其结果就是导致大腿和腰部的负担加重，逐渐陷入躯干衰退的恶性循环当中。随着年龄的增加，腰腿变得不那么灵活，其实就是躯干衰退带来的结果。

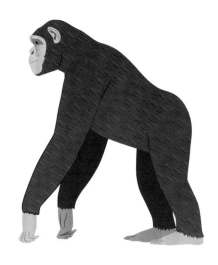

四肢行走的大猩猩，躯干尚未进化

四肢行走的动物由于不需要运用躯干来保持平衡，因此腹部和背部的肌肉都不发达。由于它们在前行时主要用到腿部的肌肉，因此，它们的腿部肌肉的块头都非常大。

骨骼也因为双腿行走而进化了

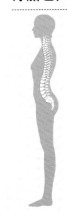

脊椎骨是纵向生长的，呈S形。由于脊椎骨不是笔直的，而是呈S形，因此能够分散重力，不容易给小腿、足部、腰部和颈部等处造成负担，用一根脊椎骨就可以支撑重重的头部。脊椎骨连着的骨盆，它最理想的状态是沿着S形弯曲的线稍稍前倾。保持脊椎骨的S形弯曲和骨盆的前倾，能够保持身体的平衡。

利用双腿行走的人类，躯干较粗，手臂和腿部较细

由于人类是利用双腿保持平衡的，因此躯干的肌肉较为发达。背部的肌肉是克服重力将人体拉起的重要肌肉，因此也被叫作抗重力肌。

躯干衰老的结果，就是腰腿机能变弱

如果腹肌和臀部肌肉功能较弱，躯干不能很好地支撑体重，就会导致大腿和腰部承受重力，其结果就是腰腿机能弱化。

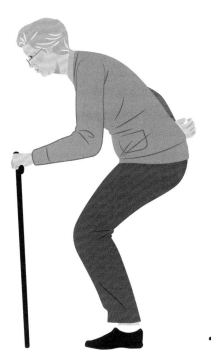

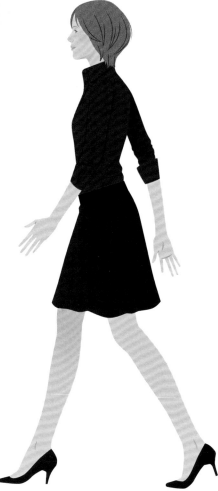

5

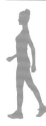

需要注意的躯干上的主要肌肉

背肌、腹肌和臀部肌肉最重要

躯干在支撑体重的同时，也是身体活动的起点。这里介绍主要的肌肉。

首先，是以斜方肌为代表的一些位于肩胛骨周围的肌肉。在走路过程中，这里是活动的起点。背肌和腹肌支撑着作为身体轴心的脊椎骨。这两部分肌肉的协调运动非常重要。位于臀部的臀大肌、臀中肌起着支撑体重的作用。为了保持正确的姿势，腹肌、背肌和臀部的肌肉都是不可或缺的。

在"躯干走路法"当中，起到牵引大腿、活动骨盆作用的髂腰肌，走路时起到加速作用的股二头肌，承受地面反作用力的股四头肌也都非常重要。"躯干走路法"就是要充分发挥这些肌肉的功能，使走路的效率达到最高。

躯干的肌肉特征

1 作为身体的轴心

脊椎骨周围的肌肉与腹部、臀部的肌肉协调运动，能够使身体保持挺拔的姿势。如果肌肉力量变弱，腰部和颈部的负担增加，就会导致肩部僵硬和腰部疼痛。

2 聚集大块的肌肉

躯干部位聚集了背部、腹部、臀部的大块肌肉。通过使用这些肌肉，可以很好地支撑体重，使得只用双腿走路也不感到疲劳。

3 产生力量

使用更大块的肌肉，当然也会增大所产生的力量，能够进行强有力的运动，消耗的热量和肌肉力量也会得到提升。

重要的肌肉在这里

背部

斜方肌等位于肩胛骨周围的肌肉。锻炼要点是挥动手臂时，要连带背部的肌肉一起运动起来。

腹部

位于腹部，以腹直肌为首的数块腹肌。是保持身姿不可缺少的肌肉。

腹部深层肌肉

位于腹部深处的髂腰肌。是联结脊椎骨和骨盆的肌肉，起到牵引大腿的作用。

臀部

臀大肌以及位于其上方的臀中肌。对于稳固地支撑体重、稳定重心起着重要作用。

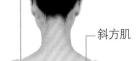

斜方肌

髂腰肌

臀中肌

臀大肌

胭绳肌

股四头肌

大腿背面

在走路的时候，与臀部肌肉同时运动，将身体向前推，起到加速作用的股二头肌。是胭绳肌的重要组成部分。

大腿正面

在着地瞬间起到支撑体重作用的股四头肌。在走路时起到"刹车"的作用。

7

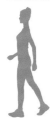

通过运用躯干引发身体的革命

走路轻松，还能塑造完美身姿

如果习惯了使用"躯干走路法"，就能够在日常的走路过程中获得各种意想不到的效果，使身体发生积极的变化，能够塑造完美身姿，使腿变得纤细，走路变得轻松愉快，缓解因疲劳引起的疼痛和其他不适……最终使得走路变成一件轻松愉快的事情。

此外，"躯干走路法"使你在日常生活中也能够更加充分地发挥躯干的功能，使身姿更加挺拔，全身充满活力。通过走路引发身体的革命，连心情也会随之变得开朗乐观起来。

运用躯干的好处

 矫正身姿

走路时如果用到躯干，就会自然而然地做出肩胛骨向内夹紧、胸部打开的正确姿势。挺拔的身姿会让整个人看上去都充满活力！

 燃烧热量

躯干部位的大块肌肉所消耗的热量也很大。通过肌肉的运动能够大量燃烧热量，增强减肥的效果。

 缓解疼痛

如果有效利用躯干的话，就能够减轻膝盖和腰部等处的负担。走路变得轻松，原来走路所带来的疼痛和疲劳感也会消失得无影无踪。

 预防肩部僵硬和腰痛

通过均衡地支撑体重，能够缓解颈部和腰部的紧张状态，预防肩部僵硬和腰痛的发生。通过走路促进血液循环也能够预防肌肉僵硬酸痛。

躯干的差别一看便知

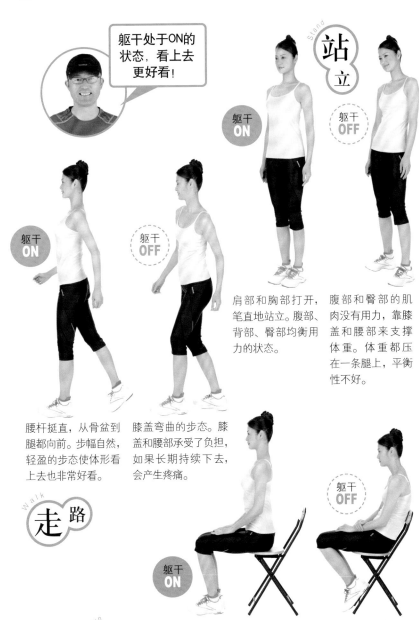

躯干处于ON的状态，看上去更好看！

站立 *Stand*

躯干 **ON**

躯干 **OFF**

肩部和胸部打开，笔直地站立。腹部、背部、臀部均衡用力的状态。

腹部和臀部的肌肉没有用力，靠膝盖和腰部来支撑体重。体重都压在一条腿上，平衡性不好。

躯干 **ON**

躯干 **OFF**

腰杆挺直，从骨盆到腿都向前。步幅自然，轻盈的步态使体形看上去也非常好看。

膝盖弯曲的步态。膝盖和腰部承受了负担，如果长期持续下去，会产生疼痛。

走路 *Walk*

躯干 **ON**

躯干 **OFF**

坐下 *Sit down*

骨盆立起，腹肌和背肌处于适度紧张的状态。身姿挺拔地保持上半身的平衡。

背部靠在椅背上，躯干的力量大幅缩减。骨盆后倾，颈部向前，导致驼背。

9

究竟有没有
运用躯干，
看走路姿势就知道！

每个人都有各自的走路习惯。
如果想快速了解一个人是否运用了躯干，
最简单的办法就是看他走路的姿势。
这里要介绍的是最常见的5种走路方式。
请对照一下，思考自己更接近其中的哪一种。

检查一下
自己的走路姿势吧

大部分现代人都没能很好地运用自己的躯干。具体弱点在哪里，看平时走路的姿势就知道了。下面列举的5种走路姿势都是在日本人当中最常见的。虽然看上去完全不同，但它们的共同点就在于都没有利用躯干，没有利用腹部、背部和臀部的力量。

请邀请家人或朋友帮助你检查自己更接近其中的哪一种。从走路习惯就能找到我们的薄弱环节。

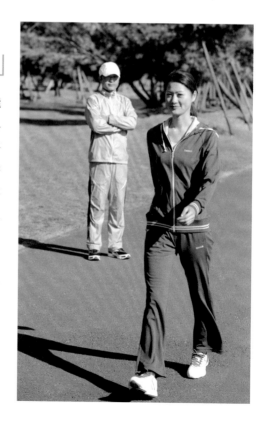

驼背走路

大部分影响来自于使用电脑等
摆在身体前方的工作工具

　　驼背的人，不仅背部看上去是圆的，
而且肩部和颈部会向前探出。大部分现代
人所从事的工作都需要使用电脑等摆在身
体前方的工作工具，久而久之，身体背部
的肌肉长期拉伸，变得僵硬，这样的状态
也形成了习惯。驼背的人由其脊椎骨的
S形弯曲已经被破坏，因此，为了支撑沉
重的头部，就需要由颈部和腰部分担重量。
如果走路前不能令上半身的肌肉放松，则
可能会引起腰痛等症状。

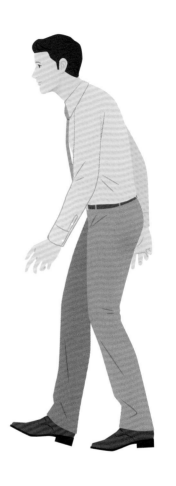

容易引起的问题

● 腰痛　　　　● 颈肩酸痛
● 大腿肌肉痛

这样的人大多是

· 从事伏案工作的人

· 慢性肩部僵硬、腰痛的人

· 肩胛骨活动不便的人

⬇ 肌肉是这样被使用的

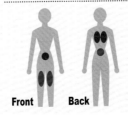

Front　　Back

● 松弛的肌肉
▶ 腹肌
▶ 肩胛骨周围的肌肉

● 有负担的肌肉
▶ 背肌(腰)
▶ 大腿前侧的肌肉

过度挺腰走路

腹肌力量不足
常见于女性

乍看上去，好像腰板挺得笔直，但仔细观察就会发现，在这种情况下腰部过度向前挺起了。其原因就在于没有做好腹肌和背肌的平衡。一旦腹肌力量较弱，背肌就会为了保持身姿而过度用力，导致腰部过度前挺。很多腹肌力量较弱的女性为了保持优美的身姿，容易采取这样的走路方式。如果一直保持这样的姿势走路，会感觉到腰部沉重乏力。在挺直腰部的同时，也需要对腹肌的力量进行强化。

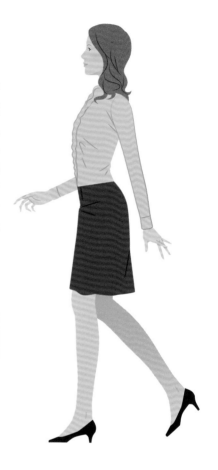

容易引起的问题	
●腰痛	●膝盖疼痛

这样的人大多是

· 腹肌力量不足的人

· 过度注意姿势的人

· 穿高跟鞋的女性

⬇肌肉是这样被使用的

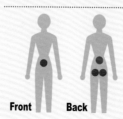

Front　　Back

●松弛的肌肉
▶腹肌
▶臀部的肌肉

●有负担的肌肉
▶背肌（腰）

"罗圈腿"走路

原因在于
大腿肌肉的拉伸

　　"罗圈腿"走路的人双腿向外弯曲。有的人是从大腿根部就开始向外张开，也有的人是从膝盖部位开始向外张开。"罗圈腿"走路的女性大多属于骨盆松弛、从大腿根部就开始向外张开的类型。"罗圈腿"走路的男性则大多曾从事过格斗类工作，是大腿外侧的肌肉拉伸力量过强导致双腿向外弯曲的。由于"罗圈腿"与骨骼的歪斜有关，因此恐怕很难矫正，但是建议大家在走路时有意识地把腿向正前方伸出。

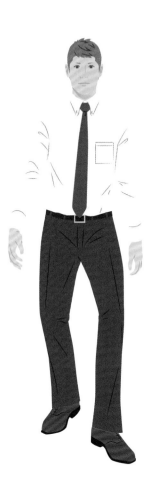

容易引起的问题

● 膝盖疼痛　　● 髋关节疼痛

※ 也有可能只发生在一条腿上

这样的人
大多是

· 骨骼不正的人

· 大腿外侧肌肉拉伸的人

· 格斗类工作的从业者

⬇ 肌肉是这样被使用的

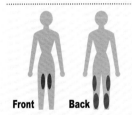

Front　　Back

● 松弛的肌肉
▶ 大腿内侧的肌肉

● 有负担的肌肉
▶ 大腿外侧的肌肉
▶ 小腿肚的肌肉

13

左右倾斜着走路

肌肉力量不平衡
导致左右歪斜

因为有"左撇子"或者"右撇子"，因此人类都会有一定程度的倾斜，或左或右。其原因就在于肌肉的生长左右不均。由此造成的影响就是骨盆倾斜，而为了保持这种倾斜状态下的平衡，最终导致了骨骼的整体倾斜。大家要留意自己平时穿的鞋子，看看哪一侧的鞋跟部位磨损得更严重。如果长时间保持这样的走路姿势，负担重的一侧恐怕就会出现脚疼等症状。为了防止情况恶化，走路倾斜的人在日常生活中需要注意，不要一直用同一侧的手去拎重物，也不要经常跷二郎腿。

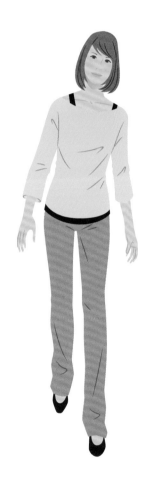

容易引起的问题

- ●脚腕疼痛
- ●膝盖疼痛
- ●腰痛

※ 发生在左右任意一侧

这样的人大多是

· 骨骼不正的人

· 有过骨折经历的人

· 习惯用同一侧的手去拎重物的人

↓ 肌肉是这样被使用的

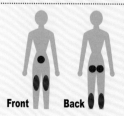

Front Back

- ●松弛的肌肉
- ▶腹肌
- ▶臀部的肌肉
- ※ 向左或右偏移

- ●有负担的肌肉
- ▶大腿的肌肉
- ▶小腿肚的肌肉
- ※ 向左或右偏移

弯曲膝盖走路

**弯曲膝盖走路
将负担转移到了大腿前侧**

　　大部分老年人都是采用这种走路方式。这是躯干上的大块肌肉整体衰老，导致躯干无法支撑体重的缘故。一旦躯干不能支撑体重，膝盖就会弯曲，以利用大腿的前侧来进行支撑，进而导致大腿无法很好地抬起，位于腹部深处的髂腰肌也会变弱。其结果就是躯干越来越弱，最终陷入"衰老的旋涡"。需要注意的是，最近弯曲膝盖走路的年轻女性多了起来。

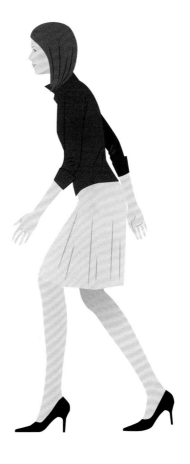

容易引起的问题
●大腿疼痛　　●膝盖出现问题
●腰痛

**这样的人
大多是**

· 老年人

· 经常穿高跟鞋的女性

· 运动不足的人

▼ 肌肉是这样被使用的

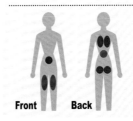

●松弛的肌肉
　▶腹肌　▶背肌
　▶臀部的肌肉

●有负担的肌肉
　▶大腿前侧的肌肉
　▶腰部的肌肉

Front　　Back

15

骨骼结构导致了
日本人很难用到躯干

黑人里面产生了许多优秀的田径运动员，就是由于骨盆倾斜度的差别

观察活跃在奥运会等赛场上的黑人田径选手的身体，就会觉得"他们的体型跟我们完全不同啊"。作为黄种人，日本人在骨骼结构上存在重大的缺陷。

黑人选手的骨骼特征是其骨盆明显前倾。因此，他们的骨盆更容易活动，用来带动骨盆活动的髂腰肌也非常发达。也就是说，他们天生就更容易发挥躯干的功能。黑人运动员有力的姿势就源自他们躯干的力量。

保持躯干的肌肉力量和柔韧性吧！

与此相对，日本人所属的黄种人，骨盆天生相对后倾。因此，髂腰肌和臀部的肌肉很难发达起来，如果不注意的话，躯干就会很快进入闲置状态。作为黄种人，如果我们想要和黑人抗衡，就必须要通过训练来塑造强健的躯干。

或许许多人会想"我又不是运动员"，但实际上，即便是对于一个普通人，为了能够发挥整个身体的功能，保持躯干的肌肉力量和柔韧性也非常重要。首先，就请从走路时注意躯干开始吧。

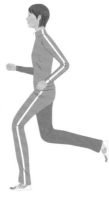

日本人的躯干

骨盆容易后倾，腰部向后缩。这样一来，上半身和下半身的活动就无法很好地联动，躯干没有发挥应有的作用。

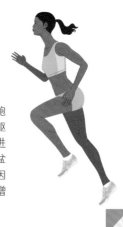

黑种人的躯干

由于骨盆前倾，跑步时能够利用躯干，调动全身进行奔跑。由于骨盆下面就是腿，因此自然而然会增大步幅。

第 **2** 章

用躯干站立

想要正确走路，首先要正确地站立。

那么，就让我们学习利用躯干正确站立的技巧吧。

要点是注意到"肩胛骨""骨盆"和"丹田"这三个位置。

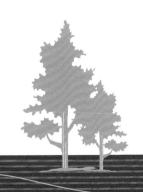

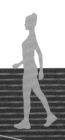

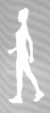

运用躯干的第一步：
正确地站立

只有正确地站立
才能正确地走路

　　我指导过很多业余跑步爱好者。最近，在走路培训班指导大家走路方式的机会也多了起来。无论走路还是跑步，最初要教给大家的东西都是一样的，那就是如何正确地"站立"。

　　在运用躯干的同时，姿势也十分重要。不能用正确的姿势站立的人，在走路时也无法用到躯干。

　　或许很多人会认为"站立是多么简单的一件事呀"，那么，就请大家试着用正确的姿势笔直地站一下试试吧。即便自己认为已经站得很标准了，是不是还是会出现腹部凸出、脖子向前探出、背部过度前挺等各种各样的问题呢？这些并不是运动不足或者没有运动经验导致的，而是源于在日常生活中引发的身体不正。例如长时间使用电脑或者伏案工作就会形成不好的身姿。如果长时间这样走路的话，腿部和腰部会承受负担，甚至可能出现疼痛和其他问题。

　　为了能够正确地走路，也是为了能够掌握高效且轻松的走路方式，让我们首先从站立开始重新审视这个问题吧。如果能够有效地运用躯干站立的话，那么就自然而然会掌握正确的走路姿势了。

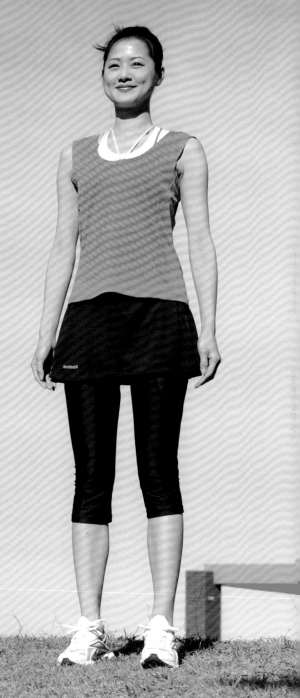

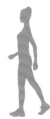

为运用躯干而掌握正确姿势

试着背靠墙壁站立

　　下一页里的图片就是正确运用了躯干的站姿。在感叹模特"站得真直呀"的同时，你也试着这样去站一下吧。

　　如果不知道怎么做才好，就把头、肩、臀部和脚后跟都紧贴在墙壁上站一下试试。是不是觉得跟平时站立的感觉不太一样？大多数人在想要站得笔直的时候，都会出现肩和脖子向前探出、腰部过度前挺、驼背等各种小问题。

　　在这一章里，让我们先学习如何掌握正确的站立姿势吧。

用雨伞来感受一下

准备一把长柄雨伞。让雨伞从背后穿过左右腋下，同时用手臂将雨伞夹住。这样一来，肩胛骨就会向中间夹紧，胸部会自然处于打开的状态。记住这种姿势带给你的感觉。

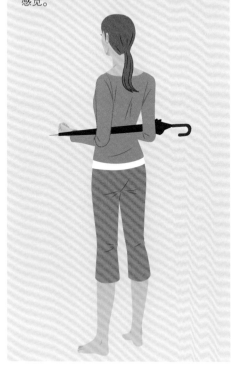

这是正确运用了躯干的站姿

下面是正确运用了躯干的站姿。照镜子比较一下与自己的站姿有什么不同。

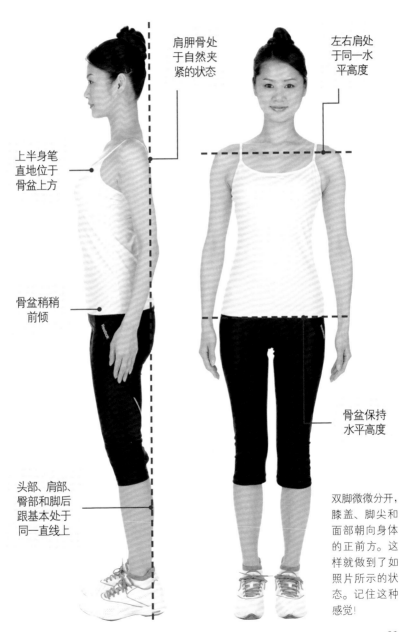

肩胛骨处于自然夹紧的状态

左右肩处于同一水平高度

上半身笔直地位于骨盆上方

骨盆稍稍前倾

骨盆保持水平高度

头部、肩部、臀部和脚后跟基本处于同一直线上

双脚微微分开，膝盖、脚尖和面部朝向身体的正前方。这样就做到了如照片所示的状态。记住这种感觉!

STEP 1

让弯曲僵硬的背部重获新生

夹紧肩胛骨

正确站立的第一个要点就是肩胛骨。所谓肩胛骨，是指位于背部两侧、较为平坦的两块骨头。原本肩胛骨应该能开合自如，但大多从事身体前倾的工作的现代人，在日常生活中，肩胛骨会变得僵硬、不灵活。

在"躯干走路法"当中，肩胛骨的运动是它的起点。请首先从站姿开始，打开胸部，记住肩胛骨夹紧的感觉。

以脊椎骨为中心夹紧肩胛骨！

双肩打开，肩胛骨向脊椎骨方向夹紧。这样一来，自然就会处于胸部展开、背肌伸展的状态。记住这种感觉。

分离的状态

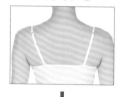

↓

夹紧的状态

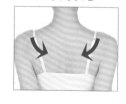

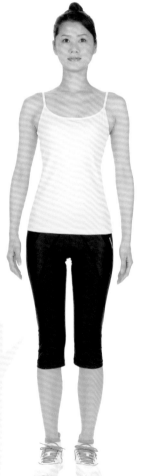

确认四肢行走时肩胛骨的运动

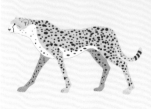

想象一下猎豹行走时的样子，尝试一下四肢行走。这样就会明白，充分利用肩胛骨可以实现上下半身的联动。我们的目标也是实现这种联动。

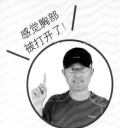

感觉胸部
被打开了！

夹紧肩胛骨的训练

肩胛骨活动不畅的人请在手臂下垂时就试着活动肩胛骨，使由于举起手臂而变得僵硬的肩部到背部得到舒缓，肩胛骨也会变得易于活动。

POINT
在这里夹紧肩胛骨！

3
肘部弯曲，打开胸部的同时迅速放下双臂，有意识地利用背部肌肉使肩胛骨夹紧。

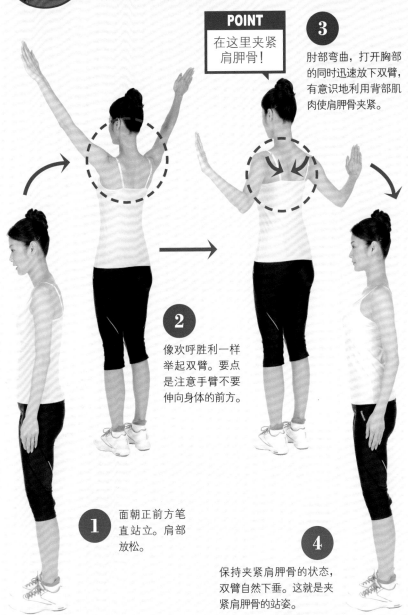

2
像欢呼胜利一样举起双臂。要点是注意手臂不要伸向身体的前方。

1
面朝正前方笔直站立。肩部放松。

4
保持夹紧肩胛骨的状态，双臂自然下垂。这就是夹紧肩胛骨的站姿。

STEP 2

上半身与下半身联动的要点
使骨盆前倾

如果骨盆后倾，躯干则无法活动

第二个要点是骨盆。所谓骨盆，指的是联结脊椎骨和大腿骨的一个结构。它对于从肩胛骨开始的上半身活动和从脊椎骨开始的下半身活动起着重要的作用。

如果骨盆能够轻柔地活动，那么上、下半身的活动就能顺畅地联动起来。如果骨盆的活动受限，那么联动就会难以实现，进而导致走路时只有腿部力量在推动身体，全身重量都落在了腰部和腿部。

想要骨盆充分活动，秘诀就在于要使骨盆前倾。首先让我们从站姿开始感受骨盆前倾的感觉吧。

腰部以下都属于腿部

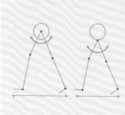

如果骨盆活动充分，那么从骨盆往下就都是腿部。即使双腿岔开同样的角度，步幅也会大于从髋关节开始活动的时候，走路的速度自然也就得到了提升。

走路时也要保持骨盆前倾

这是使骨盆前倾的走路方式。如果能使骨盆前倾，即使不刻意去留意"要从骨盆部位开始活动"也没问题。这样走起路来，姿势看上去自然、优美、有力。

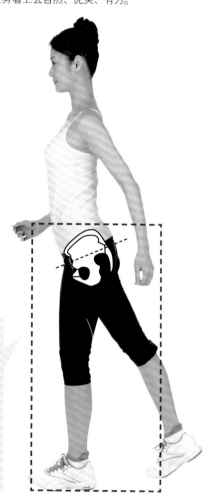

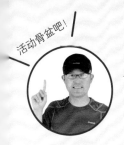

使骨盆前倾的训练

骨盆僵硬的人请将手放在骨盆的位置练习活动骨盆。腹肌较弱的人要注意不要将腰部过度向前挺起。

1 自然地笔直站立

站立时双脚打开与肩同宽。
肩部放松不要用力。

2 骨盆使劲向前倾

腹部用力，将臀部向后牵引，
使骨盆前倾。要点是注意
腹部不要凸出来。

POINT
用力前倾

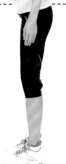

腰部过度向前挺起

腹肌较弱的人在试图
使骨盆前倾时，容易
凸出腹部，腰部过度
向前挺起。在腹肌无
力的情况下，躯干是
无法发挥作用的！腹
肌要适度用力，避免
腰部过度向前挺起。

将手放在腰部
做起来会更容易！

将手放在腰部的话，则更
容易确认骨盆的活动。不
太清楚前倾是什么感觉的
人可以把手放在腰部，感
受一下"前倾"和"后倾"
的区别。

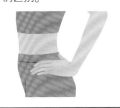

降低重心使轴心稳定的秘诀

STEP **3**

重心置于**丹田**

不需要用力，只要有这样的意识就可以

如果胸部已经打开，骨盆也已经前倾了的话，那么最后必须注意的一点就是重心。如果重心不稳的话，身体就无法保持平衡，也就无法保持笔直的姿势。

稳定重心时，要点是"丹田"。丹田位于肚脐下方 4～5cm 的位置，是中医概念里的穴位之一，对于用双腿直立行走的人类来说，这里是身体的重心所在。

在感知到丹田存在的情况下站立，重心会降低，身体的平衡度能够得到加强。这并不需要腹肌整体用力，只要感知丹田这一个点就可以了。

站立时感知到丹田的存在

由于丹田并不是肌肉，因此没有必要用力。只需要用手触摸肚脐下方4～5cm的位置，感知它就可以了。

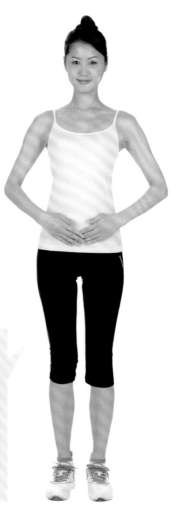

重心偏上则会导致不稳定

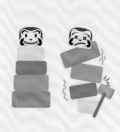

请想象一下玩具"叠叠高"的样子。如果下方偏重，则叠叠高不容易倒塌。一旦感知到丹田的存在，就会像叠叠高一样重心下移，使轴心处于稳定状态。

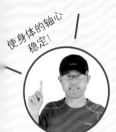

将重心置于丹田的训练

丹田只需要感知到就可以了。难以抓住这种感觉的人可以在丹田处稍稍用力,不需要整个腹肌都用力。

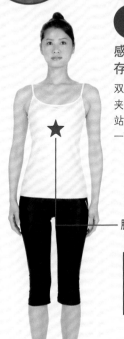

1 感知到胸口的存在

双脚微微分开,夹紧肩胛骨笔直站立。首先感知一下胸口的存在。

胸口

POINT
在丹田处稍稍用力

2 将感知向下转移到丹田

将位于胸口的感知向下转移到丹田。觉得难以做到的人可以先用手指指着胸口,然后再指着丹田,这样就容易感知到了。

丹田

两人一组互相检查,感受重心的不同体验

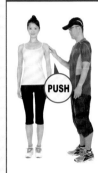

感知到丹田的时候

感知到丹田的时候,身体会很稳定,即使推一下也不会倒。只需要把感知到的位置下移,就能产生不一样的稳定感。

PUSH

↓
重心稳定

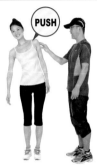

PUSH

感知到胸口的时候

身体被推一下就会摇晃。重心过高时,身体失去稳定感,被推一下的时候站不稳。

↓
重心不稳,摇摇晃晃

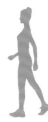

通过躯干力量检测、评估躯干状况

躯干能不能充分发挥作用？

试着测试一下你的躯干状况吧。

请通过下面4个测试，找出你在躯干力量方面的不足。

[基础躯干力量测试]

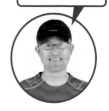

首先要检查日常生活！

①较多地从事使用电脑一类的伏案工作 ☐
②习惯用同一侧的手去拎重物 ☐
③腰部有时会觉得疼痛或者倦怠 ☐
④认为自己姿势不好 ☐
⑤有肩部逐渐僵硬的趋势 ☐
⑥交通工具出现晃动时，比别人更容易摇晃 ☐
⑦坐着的时候不靠着椅背就不舒服 ☐
⑧看电视的时候经常和衣而睡 ☐
⑨坐在椅子上的时候经常把两条腿叠放 ☐
⑩站立的时候经常把重心落在一条腿上 ☐

总计　　　个

看看在日常生活中究竟把躯干运用到了什么程度。

请在左边的10项当中选出符合自身情况的条目。

诊断

符合其中8~10项	符合其中3~7项	符合其中0~2项
➡ 躯干处于休眠状态	➡ 躯干力量不足	➡ 躯干力量良好
你的躯干正在呼呼睡觉呢。要注意在日常生活中运用躯干。	躯干的肌肉没有充分发挥其功能。要注意运用躯干时的姿势，尝试增强躯干的力量。	虽然具备基本的躯干力量，但是否足够则另当别论。请进行后面的测试以确认哪些是自己的弱项。

※符合其中8~10项的人请参考第78~80页的"在日常生活中也要留意躯干"来进行调整。

［躯干肌肉力量测试］

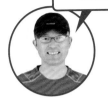

正确站立的基础！

躯干的肌肉中，力量最弱的是腹肌。
通过简单的腹肌运动来测试是否具备
最低限度的肌肉力量吧。

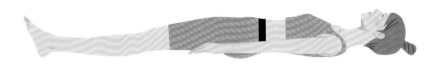

1 仰卧。膝盖可以微微弯曲。

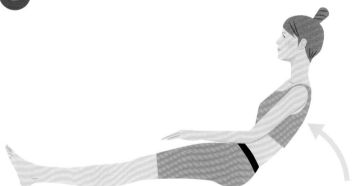

2 手不接触地面，抬起上半身。看
看是不是能够顺畅地坐起来！

诊断

起不来，或者用手撑地了

➡ 躯干肌肉力量不足

起不来，或者用手撑地的人属于明显的腹
肌力量不足。这样下去是无法以正确的姿
势站立的，使用"躯干走路法"也会很困难。

能够顺利起来

➡ 躯干肌肉力量充足

能够顺利起来的人，躯干肌肉力量是充足
的。只能猛地趁势才勉强起来的人，和只
能把动作做到一半的人，其躯干的肌肉力
量较弱。

※躯干肌肉力量不足的人请参考第44～49页的"躯干体操"认真练习。

［ 躯干柔韧性测试 ］

让我们确认一下作为正确姿势基础的肩胛骨的活动。测试时请保持身体笔直。

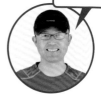

测试肩胛骨的柔韧性

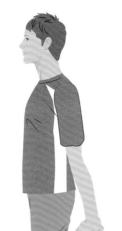

1

双脚打开至与肩同宽，双手在背后握紧。

2

保持肘部不要弯曲，将手尽量向上抬，观察手臂和身体之间形成的角度能否达到30°！

POINT
检查这里的角度！

诊断

脊椎骨和手臂之间的角度达不到30°	脊椎骨和手臂之间的角度超过30°
➡ 躯干柔韧性不足	➡ 躯干具备柔韧性
肩胛骨周围变得僵硬，活动不便。是不是平时有驼背的习惯？请通过夹紧肩胛骨的练习提升柔韧性。	肩胛骨周围的肌肉柔软，能充分活动。由于从事伏案工作易造成持续的肩部僵硬，因此平时要注意多活动以保持柔韧性。

※躯干柔韧性不足的人请参考第38～43页的"躯干体操"认真进行练习。

躯干平衡测试

测试重心是否足够低，躯干能否很好地
承受体重。请确认左右两张图的差异。

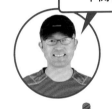

测试左右
平衡！

保持
20秒

1 笔直站立，抬起
左腿，只用右腿
站立。保持20秒。

2 接下来双腿交换，
只用左腿站立。保
持20秒。两条腿能
站得一模一样吗？

诊断

左右两边站立都很困难

➡ 躯干不平衡

"用哪边都站不住""有一边站不住，站得
摇摇晃晃的"，出现这些情况说明躯干的平
衡能力不足。很有可能是没有利用臀部和
腹部的肌肉。

左右两边都能保持平衡

➡ 躯干平衡能力良好

两条腿都能稳定保持20秒就算及格了。这
说明能够将重心保持在比较低的位置，并
且能够很好地利用腹部、背部、臀部等位
于躯干上的肌肉。

※躯干不平衡的人请参考第22～27页的训练来熟悉笔直站立的感觉。

走路时
鞋的选择也很重要

鞋跟较细的鞋子容易让脚趾感到疼痛

走路唯一需要的工具就是鞋。为了能够轻便舒适地走路，请选择适合自己、便于走路的鞋。

上班时大家大多穿皮鞋或者有跟的浅口高跟鞋，这些鞋都不太适合用来走路。皮鞋的鞋底太硬，会对整只脚造成较大的冲击。此外，也会给脚底增加负担，如果长时间走路的话，脚上容易磨出水泡。女性穿的高跟鞋由于是用很小的面积承受着地的冲击，因此足部承受的负担很大。脚跟的晃动容易造成脚踝疼痛。

选择能够吸收冲击力，保持足弓的鞋子

如果想很好地进行"躯干走路法"的练习，就请准备一双能够减轻足部负担、便于走路的鞋子。

选择鞋子的要点包括：①能够充分吸收着地时带来的冲击；②能够很好地保持脚底的弧度；③能够稳定足部。初学者选择跑步鞋的时候，也建议大家选择满足以上条件的鞋子。

最近市面上出现了能搭配正装的运动鞋。虽然从时尚角度看有些欠缺，但想在上下班时好好走路的人选择它还是很合适的。

购买鞋子时的注意要点

① 选择傍晚试穿，这时脚会偏大。
② 脚伸进鞋内后，脚趾向上抬起，让脚靠近脚跟一侧。
③ 用手指按压脚趾的位置，此处应该留有少量富余空间。
④ 系好鞋带后，确认脚背和两侧是否过紧，脚踝处是否很好地贴合。
⑤ 双脚都穿好后试着走路。

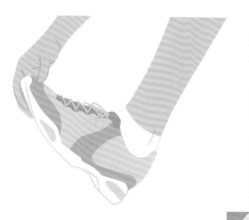

第 3 章

用躯干走路

感受了正确的站姿后，终于要开始学习"躯干走路法"了。

用基本的"站立姿势"持续地行走就可以啦。

放松已经僵化的肌肉，通过做体操提升肌肉活力，进行热身，

然后，就开始走路吧。

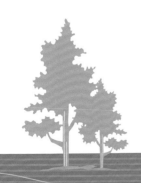
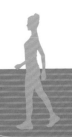

这是利用了躯干的理想走路方式

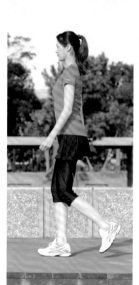

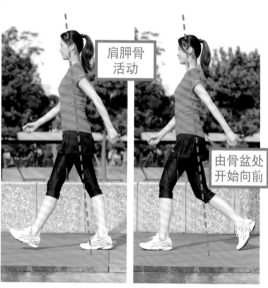

Ⓐ　　Ⓑ　　Ⓒ

肩胛骨活动

由骨盆处开始向前

什么是利用了躯干的理想走路方式

上图就是理想的走路姿势。让我们一起来掌握其中的要点。

①肩胛骨充分运动

肩部和颈部处于放松的状态。通过摆臂使手臂摆向后方，肩胛骨得到充分运动。(图B)

②着地的瞬间骨盆向前

在着地的同时，与着地的腿同侧的骨盆活动，(图C)使体重快速移动。骨盆以上的部分位于腿的正上方，保持身体轴心的笔直。(图D)

③身体稍稍前倾

身体的轴心稍稍前倾。用躯干充分承受着地时的冲击，将身体向前搬运。

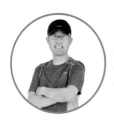

在第1章的"CASE STUDY"当中，了解到自己有"驼背走路""过度挺腰走路"等不良习惯的人，请试着与下面理想的走路方式加以对比。在此基础上实践从第38页开始介绍的躯干体操，修正自己的走路方式。

D E F

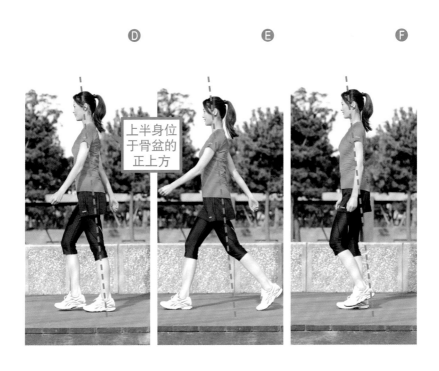

上半身位于骨盆的正上方

在一连串的运动当中，躯干发挥最大作用是在着地的瞬间。在走路过程中，着地的瞬间会有来自地面的、几乎与体重大小相同的冲击力，这时如果能充分发挥躯干功能的话，这个冲击力可以得到腹部和臀部等处的大块肌肉的支撑，并能够在着地的下一个瞬间转化为向前的推动力。

请回忆一下在学校学过的"作用力与反作用力定律"：相互作用的两个物体之间的作用力和反作用力总是大小相等，方向相反，作用在同一条直线上。如果通过躯干发出力量的话，那么根据这条定律，我们就能够充分利用地面的反作用力实现轻松有力的行走。

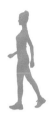

走路前使躯干 变得易于活动

我曾经在跑步俱乐部对跑步者进行指导。在进行训练的时候，跑步之前必做的一项就是叫作"躯干练习"的辅助运动。这项运动可以使背部、腹部、臀部、大腿后侧等处的主要躯干肌肉产生轻微的肌肉痛。也许大家会不理解，"为什么要在跑步之前让肌肉疼痛"，其实这对于唤醒处于沉睡状态的肌肉有着非常好的效果。预先做了这些练习后，在走路时就能够自然而然地发挥躯干的功能，走路的效率也就提高了。

在这里，我列举了专为跑步者设计出来的"躯干练习"，也就是在开始走路之前需要进行的简单体操。这套体操总共有 6 个动作。先做前 3 个动作，舒缓在日常生活中已经变硬的躯干肌肉，使肌肉放松，然后再进行后面 3 个动作，即"躯干走路法"要用到的"启动"肌肉的练习。

无论哪种体操，都绝对不是很难做到的，而且只需要 3 分钟就可以全部完成。但是，这短短 3 分钟的体操却能够成为使躯干发挥功能的钥匙。舒缓在日常生活中已经变硬的肌肉，唤醒沉睡的躯干肌肉，做到这些之后再开始走路，应该会感觉到身体比以往任何时候都更加轻盈。无论是初学走路锻炼的新手还是已经习惯了走路锻炼的人，都请掌握这种方法。

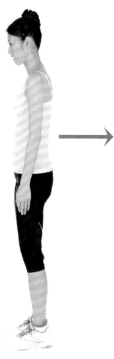

首先矫正姿势

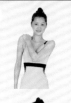

1

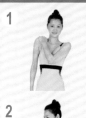

2

3

使背部、腰部已
经变硬的肌肉重
新变得柔软

舒缓在日常生活中已
经变硬的肌肉，使它
们恢复到易于活动
的状态。尤其是有
肩部僵硬和腰痛症
状的人，请充分舒
缓肌肉。

身体的躯干
被注入了
力量

**接下来是
"启动"肌肉**

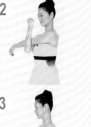

4

5

6

"启动"必要的
肌肉

"启动"躯干的三
大肌肉——背肌、
腹肌和臀部肌肉!
有意识地充分发挥
目标肌肉的作用。

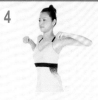

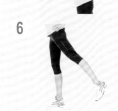

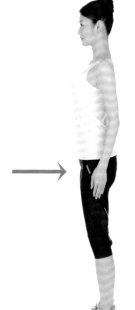

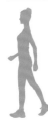

躯干体操① **矫正拉伸**

松弛肩部的伸展运动

日常生活中容易变得僵硬的部位

保持笔直的站姿，关键就在于肩胛骨。如果肌肉紧张的话，肩部就会向上耸起，或者向前探出，导致肩胛骨无法充分活动。首先让我们通过练习来舒缓肩部的肌肉吧。

动作发挥作用的要点在于将肩部慢慢抬起直到极限后，使其迅速落下。请体会肩部肌肉慢慢变热的感觉。长期使用电脑导致眼睛、颈部和肩部疲劳的人请认真练习。

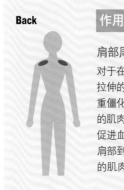

Back

作用于这里！

肩部周边
对于在使用电脑时拉伸的肌肉以及严重僵化的肩部周围的肌肉有效。能够促进血液循环，使肩部到肩胛骨周围的肌肉变得柔软。

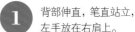

1 背部伸直，笔直站立，左手放在右肩上。

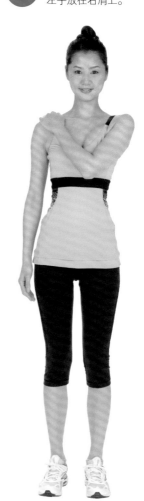

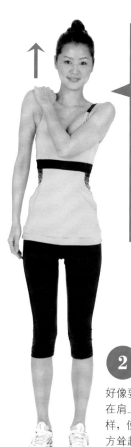

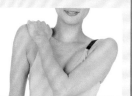

POINT

将手的重量放在肩上

用另一侧的手轻轻按压肩部，好像要用肩把手顶起来一样。秘诀在于感受到手的力量的同时，慢慢把肩抬起。

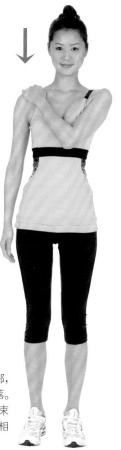

左右各进行2组，每组10次

2

好像要用肩部将放在肩上的手顶起一样，使肩部向正上方耸起，达到极限后保持5秒。

3

忽然放松肩部，使肩部迅速下落。重复10次。结束后换左肩进行相同的练习。

组合练习效果更佳

从腋窝开始舒缓双臂的僵硬

右手上举，手肘弯曲，左手从身后扶住右肘。将肘部向头所在的方向拉，拉伸从腋窝到双臂内侧的部位。保持10秒后换另一侧进行拉伸。

左右各进行2组，每组10秒

肩部和背部的拉伸

右臂伸到胸前，用左臂支撑。左臂向身体方向靠近的同时带动右臂靠近，使得右肩和背部的肌肉得到拉伸。保持10秒后换另一侧进行拉伸。

左右各进行2组，每组10秒

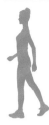

躯干体操② 矫正拉伸
松弛背部的伸展运动

通过拉伸让背部变得柔软

肩部肌肉的紧张得到缓解后，我们来舒缓肩胛骨周围到背部的肌肉。

想要保持正确的姿势，要点在于使肩胛骨朝向脊椎骨的方向夹紧。但是，长时间的伏案工作或者拎重物会导致背部的肌肉僵硬，进而导致肩胛骨无法活动。这就需要进行消除背部肌肉僵硬和紧张的拉伸训练。练习时请注意肩胛骨的活动。

 1 面朝正前方笔直站立，左臂伸向胸部前方，右臂抱住左臂。

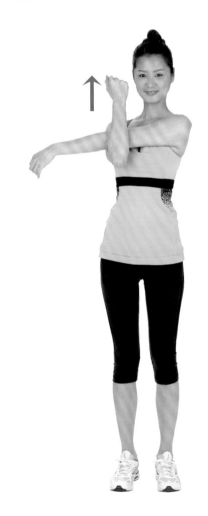

Back

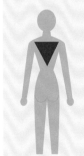

作用于这里!

肩胛骨+背部
拉伸从作为"躯干走路法"起点的肩胛骨到背部的肌肉，使僵硬的肌肉变得易于活动。

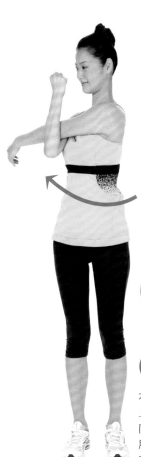

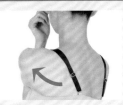

POINT

注意到肩胛骨

注意，不仅要拉伸肩关节，也要同时拉伸肩胛骨周围的背部肌肉。请用右手充分牵引左侧肩胛骨进行活动吧。

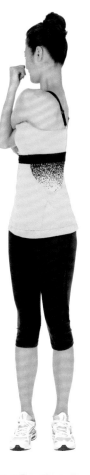

左右各进行2组，每组10秒

POINT

腰部以下保持朝向正前方

2

右手向身体靠近，上半身向右转动的同时使得肩部到肩胛骨周围的肌肉得到拉伸。

3

将身体转至微微向后的位置，充分拉伸肩部、肩胛骨和背部。保持10秒后换另一侧进行拉伸。

组合练习效果更佳

进行2组，每组10秒

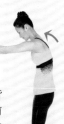

背部的拉伸练习

双臂前伸，双手交叉。背部弯曲的同时，肩部向前探出，拉伸肩部和背部的肌肉。能感觉到两块肩胛骨之间被打开。

进行2组，每组10秒

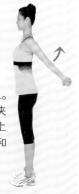

胸部的拉伸练习

双臂置于身后，双手交叉。胸部、肩部打开，注意夹紧肩胛骨的同时将手向上抬，拉伸胸部的肌肉和胸廓。

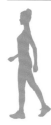

躯干体操③ 矫正拉伸
转动腰部的伸展运动

使骨盆的活动更顺畅

接下来是腰部的拉伸练习。从肩胛骨处启动的躯干的活动，通过脊椎骨、骨盆传导到下半身。骨盆是将上半身的活动传导到下半身的重要联结部位。如果腰部周围的肌肉变得僵硬，骨盆的活动就会变得不顺畅。长时间坐着的人，以及平时觉得背部和腰部肌肉紧张疲惫的人尤其要认真练习。

Back

作用于这里！

腰部+侧腹
以腰部和侧腹为中心，起到舒缓背部整体肌肉的效果。秘诀是从上到下充分活动整条脊椎骨。

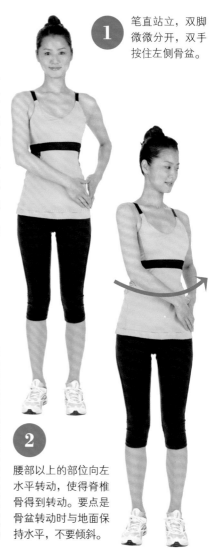

1 笔直站立，双脚微微分开，双手按住左侧骨盆。

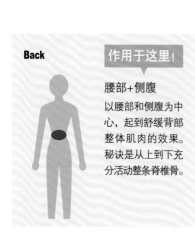

2 腰部以上的部位向左水平转动，使得脊椎骨得到转动。要点是骨盆转动时与地面保持水平，不要倾斜。

3 脸尽量转向身体的正后方，保持10秒。以腰部为中心，有意识地使得脊椎骨一节一节地转动。

4 返回状态❶，双手按住右侧骨盆，反方向进行上述动作。左右各1次作为1组，总共进行2组。

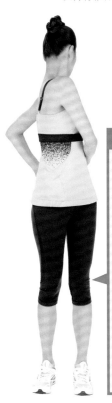

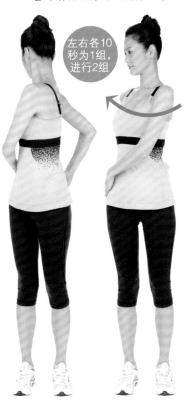

左右各10秒为1组，进行2组

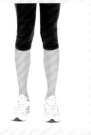

POINT

保持膝盖向前

如果膝盖也随着一起转动的话，腰部就不能得到充分转动。要注意保持双腿的膝盖始终朝向身体的正前方。

组合练习效果更佳

拉伸腰部和髋关节

手放在膝盖上，膝盖弯曲，腰部下沉。上半身向右转，拉伸腰部和髋关节。保持10秒后向左转，保持10秒。

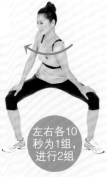

左右各10秒为1组，进行2组

从腰部到背部的拉伸练习

面向墙壁站立，左手放在墙壁上。用左手轻轻按压墙壁的同时，腰部以上向左转，拉伸腰部和背部。

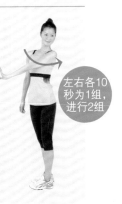

左右各10秒为1组，进行2组

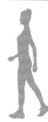

躯干体操④ 唤醒肌肉的练习
肩胛骨热身

打开肩部、背部肌肉的"开关"

通过拉伸训练，僵硬的肩胛骨周围的肌肉得到了舒缓。接下来，则是要打开肌肉的"开关"。这个大幅度活动肩胛骨的体操可以使大家走路时摆臂更加顺畅。在对肩部、背部进行热身的同时，可以改掉耸肩和肩部向前探出等坏习惯，帮助大家在走路时保持正确的姿势。

向身体后侧摆臂时，肩胛骨能够得到更大幅度的活动。

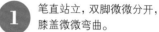

1 笔直站立，双脚微微分开，膝盖微微弯曲。

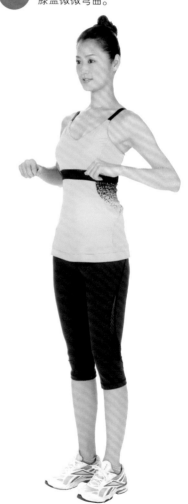

Back

作用于这里！

肩胛骨周围
打开斜方肌等位于肩胛骨周围的肌肉的"开关"。有驼背倾向的人和肩部僵硬的人尤其要认真练习。

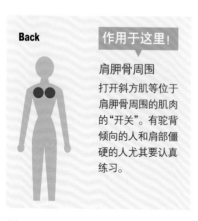

2 肘部从前向后摆，活动从肩部到肩胛骨的区域。要注意摆动的不是肩，而是肘部。

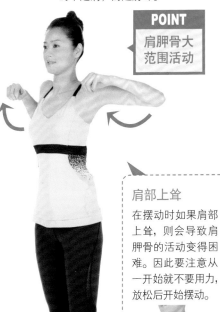

POINT
肩胛骨大范围活动

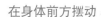 **NG**

在身体前方摆动

如果肩部和肩胛骨僵硬的话，手臂就会跑到身体的前方。这样对肩胛骨几乎起不到运动效果，需要引起注意。

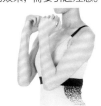

肩部上耸

在摆动时如果肩部上耸，则会导致肩胛骨的活动变得困难。因此要注意从一开始就不要用力，放松后开始摆动。

从前向后摆动10次

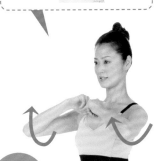

NG

活动不自如的人用这个方法

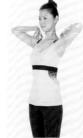

将指尖放在肩上，通过摆动来活动背部

对于肩部和肩胛骨活动不自如的人，推荐将指尖放在肩上然后摆动肘部的练习方法。肘部从上向下落的时候，如果有意识地向后方大幅度活动，就能够充分活动到肩胛骨。不要逞强，慢慢地、柔和地进行练习很重要。

3 肩部放松，不要用多余的力。确认肩胛骨已经活动到极限，重复10次。

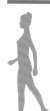

躯干体操⑤ 唤醒肌肉的练习
腹肌力量提升

现代人最大的弱点就在于腹肌

在躯干的肌肉中，现代人最大的弱点可以说就在于腹肌。这组练习可以打开平常处于沉睡状态的腹肌的"开关"，其目的并不是提升肌肉的力量，而是通过对肌肉的刺激起到将其唤醒的效果。

要点在于，手臂承受体重的时候，脊椎骨不要向后挺。腹肌较弱的人一定要注意，有意识地利用腹肌和两侧的背肌使脊柱保持笔直。

Front

作用于这里！

整个腹肌
唤醒平日里处于沉睡状态的腹肌。在身体蜷曲的时候去体验均衡使用背肌和腹肌的感觉。

1 笔直站在墙壁前，距离墙壁40~50cm。双脚打开与肩同宽，双手放在墙壁上。

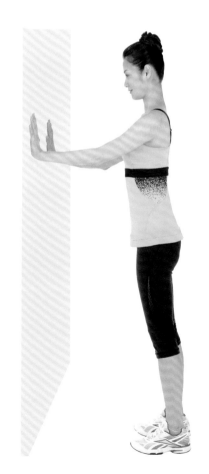

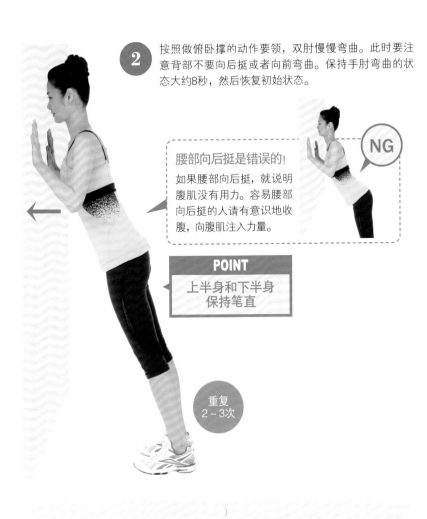

2 按照做俯卧撑的动作要领，双肘慢慢弯曲。此时要注意背部不要向后挺或者向前弯曲。保持手肘弯曲的状态大约8秒，然后恢复初始状态。

NG

腰部向后挺是错误的!

如果腰部向后挺，就说明腹肌没有用力。容易腰部向后挺的人请有意识地收腹，向腹肌注入力量。

POINT
上半身和下半身
保持笔直

重复
2~3次

同时推荐下面的练习

下腹腹肌

坐在没有椅背的椅子上。上半身微微向后倾，同时双脚离地，利用腹部的力量保持平衡。手放在下腹部位，感受肌肉变硬的感觉。保持这个姿势，坚持15秒。

保持
15秒

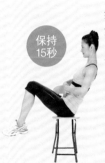

上腹腹肌

轻轻坐在椅子上，靠近椅背。腹部用力的同时使背部距离椅背约3cm，保持这个姿势坚持15秒。手放在上腹部位，背部稍稍弯曲会更容易锻炼到腹肌。

保持
15秒

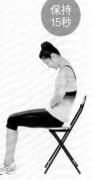

躯干体操⑥ 唤醒肌肉的练习
使臀部变得紧致

臀部永远有力量
才是理想状态

臀部存在的大块肌肉分别叫作臀大肌和臀中肌。无论站立还是走路,理想的状态都是臀部微微用力。但是,大部分人的臀部肌肉却是松弛的。

虽然"躯干走路法"可以将着地时的冲击力转换成推进力,但是如果不能有效利用臀部肌肉的话,就无法很好地对冲击进行支撑。所以要通过练习刺激肌肉,唤醒沉睡的臀部肌肉。

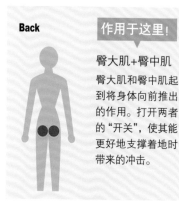

Back

作用于这里!

臀大肌+臀中肌
臀大肌和臀中肌起到将身体向前推出的作用。打开两者的"开关",使其能更好地支撑着地时带来的冲击。

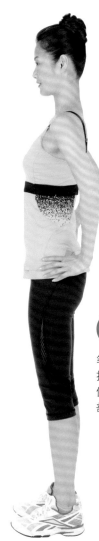

1

笔直站立,双腿轻轻打开,双手置于骨盆位置。大拇指朝向臀部圆弧的上方。

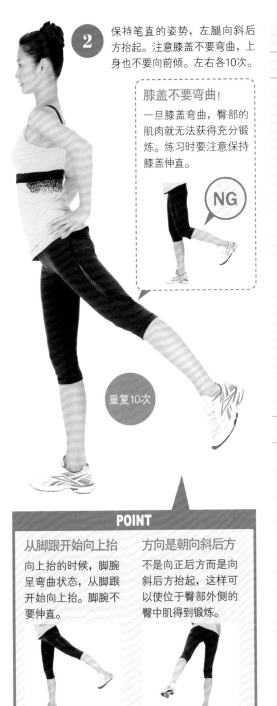

2 保持笔直的姿势，左腿向斜后方抬起。注意膝盖不要弯曲，上身也不要向前倾。左右各10次。

膝盖不要弯曲！
一旦膝盖弯曲，臀部的肌肉就无法获得充分锻炼。练习时要注意保持膝盖伸直。

NG

重复10次

POINT

从脚跟开始向上抬
向上抬的时候，脚腕呈弯曲状态，从脚跟开始向上抬。脚腕不要伸直。

方向是朝向斜后方
不是向正后方而是向斜后方抬起，这样可以使位于臀部外侧的臀中肌得到锻炼。

身体不稳的人

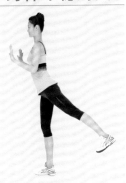

把手放在墙壁上支撑身体

单腿站立时会左右摇晃的人，如果用手扶墙壁之类的方法协助站稳的话，能够使身体的轴心更稳固。

也推荐这种方法

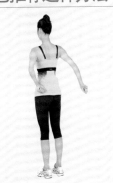

用拳头敲打臀部

只通过敲打就可以给予肌肉刺激。在敲打的同时略微用力，能感觉到臀部变硬就可以了。

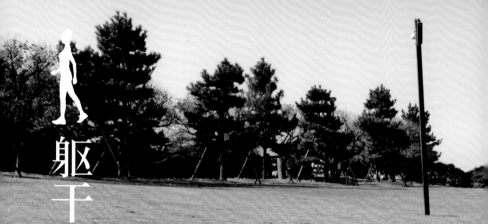

躯干的肌肉处于被唤醒的状态，

好啦，走走看吧！

躯干被唤醒，自然就会走出理想的步态

掌握了正确的姿势，通过躯干体操为肌肉打开"开关"，接下来就只剩下走路啦。将沉睡的肌肉激活后，就没有必要特意去关注"步幅怎么样""手臂的位置在哪里"这些身体的"枝叶"部分了。

只是，如果长时间走路的话，好不容易矫正好的姿势有可能会回复到原来不正确的状态，原本应该处于开启状态的躯干肌肉也会重新变得松弛。所以，为了能坚持使用"躯干走路法"，在走路的时候有如下几点需要时刻注意。

要点包括：①肩胛骨，②骨盆，③着地，④重心移动。从下一页开始，我们会对每一个要点分别做详细说明，因此在走路时，请边走边检查自己"是否很好地掌握了要点"。

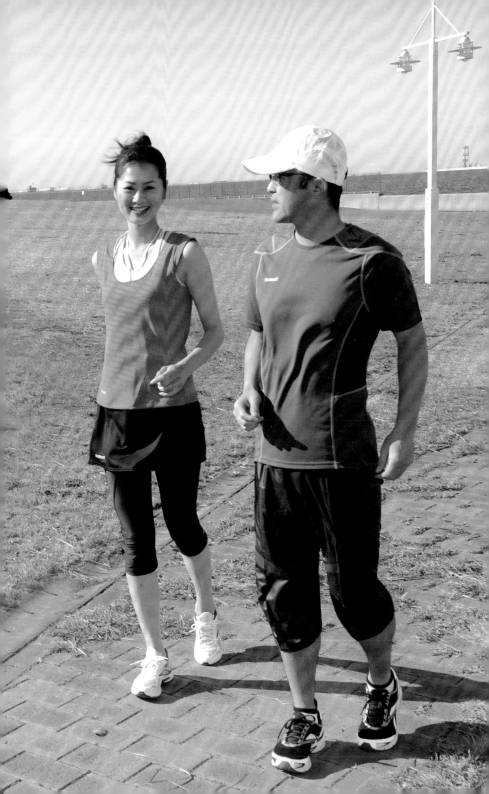

POINT 1

摆臂

与其说是"摆动"，不如说是"拉动"

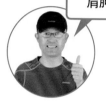

充分活动肩胛骨！

想象着"肩胛骨上有一对翅膀"

走路运动的起点是活动肩胛骨的动作和摆臂。经常会看见有人为了拼命向前走，手臂大幅度向前摆动，这样并不能使肩胛骨得到运动。在"躯干走路法"当中，"向后方牵引摆臂"才是雷打不动的铁律。

一旦肩胛骨得到运动，无论走路还是跑步，都会感觉到好像背部长出了翅膀一样，身体会觉得一下子轻松许多。

请想象着"肩胛骨上有一对翅膀"的样子，认真进行运动吧。

这样的摆臂方式 NG

左右摆动

大多数女性都属于这一种。这样做虽然起了找到节奏的作用，但是上半身产生的力量却无法传导到下半身，还容易导致整个身体都左右摆动。

在身体前方摆动

手臂和肩向前伸出的时候，肩胛骨被打开，同时活动受限。无论怎样拼命地向前摆臂，肩胛骨这一关键部位都没有得到充分的活动，没有能够利用到躯干。

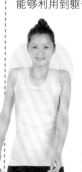

肩部向上耸起

如果肩部上耸，或者肩部用了多余的力量的话，肩胛骨周围的肌肉就会变僵，变得难以活动。肩部不要用力，要放松。

意识到"拉动"的感觉，
肩胛骨就能很好地活动！

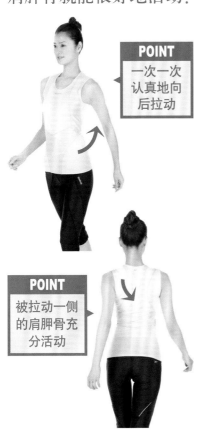

POINT
一次一次认真地向后拉动

POINT
被拉动一侧的肩胛骨充分活动

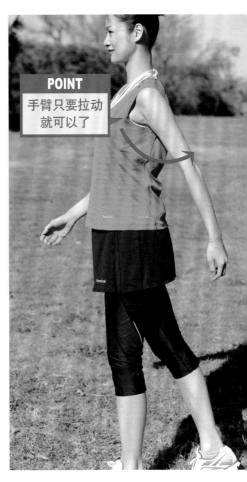

POINT
手臂只要拉动就可以了

肘部不要生硬地弯曲，处于放松的状态

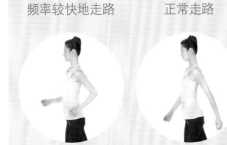

频率较快地走路

正常走路

有人问我："肘部弯曲会更好吗？"肘部是否弯曲，其实与走路的速度（或步频）有关。可以试着分别在肘部弯曲和伸直的情况下快速摆臂。肘部弯曲的状态下更容易摆动得很快。在日常走路的时候，肘部没有必要弯曲，但是在想要提高步频的时候，肘部微微弯曲会更好。

POINT 2 骨盆

感觉到腿部的运动是从骨盆开始的

要注意保持
骨盆前倾!

肩胛骨一旦活动起来,
骨盆就会自然向前!

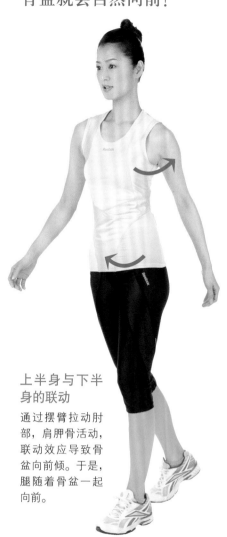

打开"开关",骨盆就自然会活动起来!

为了使从摆臂开始的活动传递到下半身,骨盆的活动是不可或缺的。但是,如果在走路时一直想着要活动骨盆这件事,动作可能反而会变形。

如果使骨盆前倾,同时腹肌和臀部肌肉的"开关"处于开启状态的话,骨盆就会自然活动起来。骨盆活动不自如的时候,需要通过拉伸骨盆周围的肌肉,使肌肉变得柔软。

走路时,向前迈出的不仅仅是腿。我们要把骨盆以下的部位全部看作属于"腿"。

上半身与下半身的联动

通过摆臂拉动肘部,肩胛骨活动,联动效应导致骨盆向前倾。于是,腿随着骨盆一起向前。

确认骨盆活动时的感觉！

骨盆僵硬的人，需要通过骨盆的转动练习和上下运动使其能够柔软地活动。

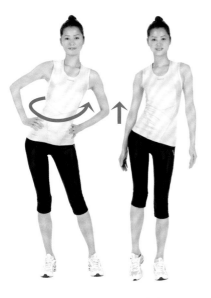

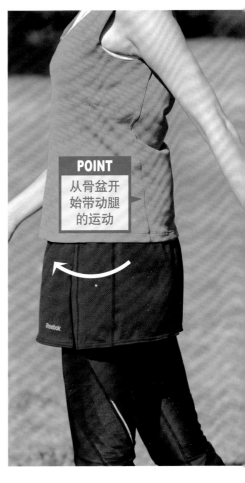

POINT
从骨盆开始带动腿的运动

骨盆转动

手放在腰部，骨盆转动。秘诀是头部位置固定，只有腰部大幅度转动。

骨盆踏步

利用骨盆进行原地踏步。保持膝盖挺直，左右侧交替向上提起骨盆。

活动不自如的人　通过拉伸骨盆周围使活动变得顺畅

骨盆之所以活动不自如，是因为联结脊椎骨和大腿骨的髂腰肌变僵了。无法很好地完成上面提到的"骨盆转动"和"骨盆踏步"的人，就需要让骨盆周围的肌肉变得柔软一些。

推荐进行右图所示的拉伸练习。有余力的人可以使腰部下沉，使髂腰肌和髋关节周围的肌肉变得更加柔软。请把这样的练习加入走路前的预备体操当中。

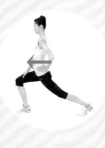

右脚向前大步迈出，腰部下沉。左手放在左侧腰部，好像要把骨盆向前推一样。体重落在右腿上，拉伸左侧的髋关节和骨盆周围。另一侧也采取同样的动作进行拉伸。

POINT 3 着地
在腿部的正上方完美地承载上半身

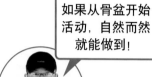

如果从骨盆开始活动，自然而然就能做到！

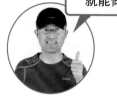

着地时，上半身笔直地落在腿的正上方！

> 如果猫着腰的话，
> 就无法运用躯干了

　　如果从骨盆开始带动着伸出腿的话，着地的时候腿的正上方就能够很好地承载上半身。如果累了的话，头部就容易向前探出，只剩下腰部还留在原来的位置。这样一来，躯干就无法承受来自地面的反作用力了。因此，着地时要注意"上半身落在腿的正上方"。

　　着地时，如果脚尖向内或者向外，臀部等躯干的力量就容易消失。因此要保持脚尖一直朝向正前方伸出，避免出现内八字或者外八字。

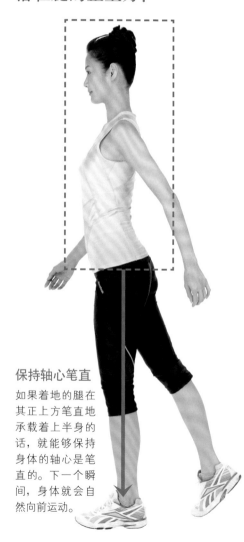

保持轴心笔直
如果着地的腿在其正上方笔直地承载着上半身的话，就能够保持身体的轴心是笔直的。下一个瞬间，身体就会自然向前运动。

着地时歪斜的话会导致疼痛！

着地时要注意脚尖的朝向！如果脚尖不是向正前方伸出的话，会给膝盖和髋关节带来负担，并导致疼痛。

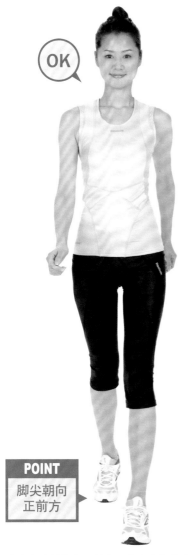

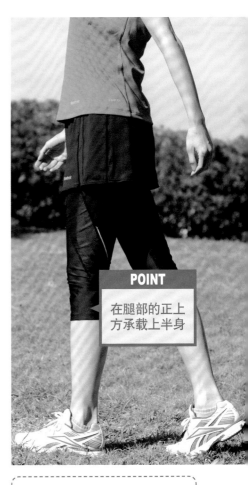

POINT
在腿部的正上方承载上半身

POINT
脚尖朝向正前方

脚尖和膝盖朝向正前方。内八字和外八字的人如果多加注意，也能逐渐改掉坏习惯。

脚尖向内

如果脚尖朝向内侧，容易导致髋关节向外偏，臀部的肌肉变得松弛。

脚尖向外

如果脚尖朝向外侧，会给腿部肌肉增加负担，导致伤病。

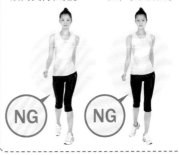

POINT **4** # 重心移动
用第一跖趾关节承重，迈向下一步

用脚底的哪个位置承载体重非常重要

如果走路时运用了躯干的话，只要着地时上半身位于腿部的正上方，就能自然而然地将身体向前带动。不需要一步一步喊着口号向前走，只要采取正确的姿势着地，就能感觉到身体轻松地向前移动。

用第一跖趾关节承载体重！

在一连串的动作当中，最后一点需要注意的就是重心的移动。

如果从骨盆开始向前伸出腿的话，着地时，最先与地面接触的是脚跟。从脚跟开始，经过脚底的外侧，最终完全接触地面的是位于大脚趾根部的第一跖趾关节。这就是正确的重心移动方式。

从脚跟到第一跖趾关节，一旦使用整个脚底进行重心的移动，大腿内侧和小腿的肌肉就能够得到充分拉伸，能够预防"弯曲膝盖走路"（参看本书第15页），足弓也得以保持，还能够预防脚趾外翻等问题的出现。

OK 正确的重心移动方式能够让走路变得平滑流畅

一旦做到了从脚跟到第一跖趾关节的理想的重心移动，就可以让走路的姿势不是上下跳动，而是平滑流畅地进行。踏下一步后，膝盖充分伸展，走路姿势也会变得优美起来。

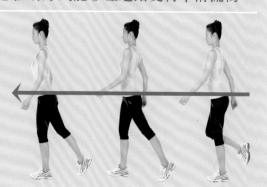

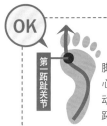

OK 第一跖趾关节

脚跟着地后，重心沿足外侧快速移动，最终落在第一跖趾关节。

重心沿①脚跟
②足部外侧
③第一跖趾关节移动！

如果能充分利用躯干，就能够按照脚跟→足部外侧→第一跖趾关节的顺序进行理想的重心转移。如果重心转移没能有序进行，则会导致腿部肌肉的使用发生偏误，从而导致膝盖等部位出现问题。

NG 未经足部外侧直接抵达第一跖趾关节，只用到了腿部内侧的肌肉。

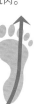

重心没有最终落在第一跖趾关节，只用到了腿部外侧的肌肉。

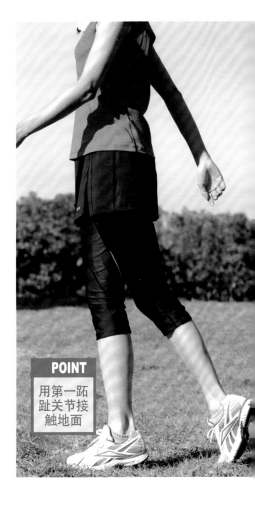

POINT

用第一跖趾关节接触地面

NG 不采取正确的重心移动方式则导致走起路来啪嗒啪嗒的

如果没能实现从脚跟到第一跖趾关节的重心移动，着地时全脚掌着地，就会导致每次着地时腰部下沉，走起路来啪嗒啪嗒的。由于走路的时候膝盖是弯曲的，因此臀部和腹部的肌肉用不上力。

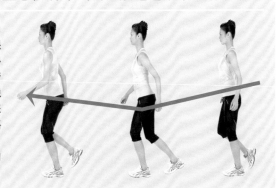

59

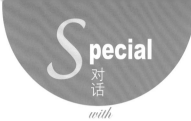

跑步爱好者、内科医生◉冈野 裕先生

躯干走路法
使日本人更健康

冈野裕先生是内科医生，同时也是优秀的跑步者。

让我们一起来看看，医生眼中走路的重要性。

那么，什么才是能够预防疾病、乐享健康生活的"走路方法"呢？

走路是
养成运动习惯的第一步

金：与内科医生的身份相比，我更熟悉的是冈野先生作为跑步者的身份。在国内外的比赛当中我们见过很多次面，那么，冈野先生开始跑步的契机是什么呢？

冈野：我是从40岁开始跑步的。当时的我要比现在重20斤以上，因为觉得"这样太难受了"，所以就开始跑步。跑着跑着我就感受到了其中的乐趣，一年后参加了全程马拉松……之后就完全沉迷其中了。

金：在那之前有什么运动的经历吗？

冈野：学生时代也进行运动，但是做了医生之后，运动就几乎为零了，所以就长胖了。据说如果完全不运动，只过普通生活的话，体重就会以每年2斤的速度增加。简单计算一下，10年下来就是胖20斤。我变胖也就是顺理成章的了。

金：先生通过跑步很健康地瘦下来了。但是对于有慢性病的患者，还是不推荐猛然开始跑步吧？

冈野：是的。患有高血脂、高血压、糖尿病等慢性病的患者属于心肌梗死的高危人群，如果平时不怎么活动的话，突然开始运动，是十分危险的。对于有必要运动的人，建议从强度低的，也就是给予身体的负担较小的运动开始练习，逐渐增加运动量。

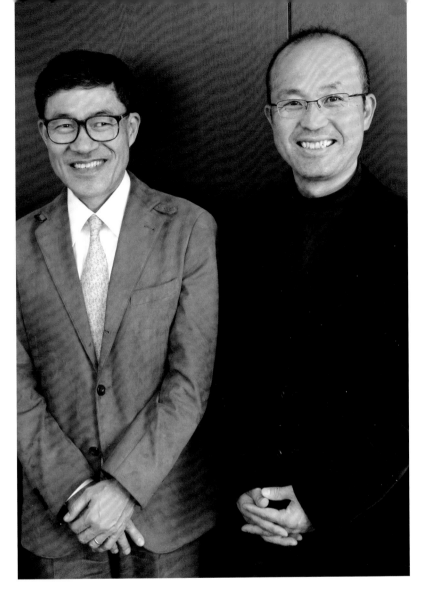

金：这样说来，走路是最适合他们的运动了吧。

走路可以为身体打基础

冈野：以前听说准备参加奥运会的选手也会进行走路训练。

金：高桥尚子确实是这样。在为备战下一次比赛而开始正式训练时，她首先会每三天进行一次相当于全程马拉松距离的走路训练，通过这种方式夯实基础。打好基础后再跑步，能够预防伤病的出现。

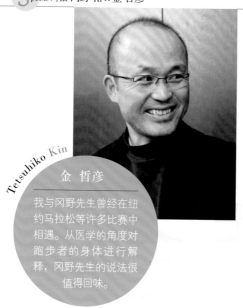

Tetsuhiko Kin

"希望跑步者也重新认识到走路的重要性。"

金 哲彦

我与冈野先生曾经在纽约马拉松等许多比赛中相遇。从医学的角度对跑步者的身体进行解释，冈野先生的说法很值得回味。

冈野：我注意到最近在东京马拉松等比赛当中，忽然想要来跑步的人多了起来，这样其实是错误的吧？

金：确实如此。如果最终的目标是完成马拉松比赛，那么就应该首先从认真走路开始练习。

首先从每天走1站路开始

冈野：虽然不应该勉强为之，但是运动对于保持身体健康非常重要。有证据表明，身体肥胖但坚持运动的人，与身材正常但却不运动的人相比，"前者的死亡率较低"。提到应对代谢综合征的对策，虽然很多人都把注意力集中在体重上，但其实，是否进行运动或许才是更重要的因素。

金：为了保持身体健康，走多少路才合适呢？

冈野：理想状态是每周消耗1000卡路里的热量。具体来说就是每天走2～3km就可以了。通常一站公交车的距离就是大约2km，可以说刚刚好。

金：平时没有运动习惯的人，即便只是走路，也可能会出现膝盖疼痛或者腰痛等情况，因此恐怕应该推荐大家"首先从上班或购物的往返路程"开始。

冈野：给身体的负担是一定要注意的。例如，寒冬时节忽然来到户外，血压会急剧上升，导致心脏的负担增加，因此在寒冷的季节要注意穿保暖的衣服。走路的速度也要从慢走开始，逐渐提高速度。

Yutaka Okano

冈野 裕

医学博士，内科医生，运动爱好者。现在在日本川崎市的综合医院担任风湿科主任。从40岁时开始跑步，作为业余跑步爱好者一直坚持。

通过运用躯干预防瘫痪

金：这本书里介绍了我研究出来的利用躯干进行走路锻炼的"躯干走路法"。

冈野：充分利用躯干这一点非常重要！如果做到的话，就不会轻易摔倒，也可以预防瘫痪及其导致的骨折。此外，由于躯干上聚集了大块的肌肉，利用这些肌肉走路的话，能够提高热量的消耗，改善血液循环。心绞痛患者的体内向心脏输送氧和营养的冠状动脉会有一部分变窄，以此保证心脏持续工作。通过有氧运动，可以使病灶状况好转，使位于其周围的侧支血管变粗，起到支援变细的冠状动脉的作用。养成正确运用躯干走路的习惯，无论是对于健康人，还是对于有患病风险的人来说，都具有非常重要的意义。

金：如果这一理论能够对普通人的健康起到帮助，我会感到非常开心。希望通过这本书，能够让更多的人认识到躯干的重要性。

医生的建议
健康走路的注意事项

1. 初学者从10分钟、15分钟开始，不要硬撑。

2. 天气寒冷的时候要穿保暖的衣服。

3. 若肌肉疼痛，要休息到疼痛消失为止。

4. 患病的人请与医生协商后再进行锻炼。

5. 尽量选择空气清新的场地。

穿着与季节
相称的服装舒适地走路

物品最好都装在双肩包里

走路无论何时何地都能进行，在上班路上拿着东西的时候也能进行。但如果想要"好好走路锻炼"，能够充分摆臂，那么，把随身物品都装进双肩包是个好主意。走进运动用品店，可以看到很多用于走路和跑步的双肩包，最好能准备一个。

认真选择与季节相称的服装

要选择与季节相称、面料舒适的服装。夏季时要选择速干类的服装，为预防脱水要随身携带运动饮料，不要忘记适时地补充水分。冬季时要戴上手套和帽子，以应对寒冷的天气。此外，在夜间走路时要穿着一些有反光标识的服装，以起到预防交通事故的作用。

[提升走路体验的小物件]

带上这些与季节相配的物品

夏季阳光较烈，出门最好戴上帽子和太阳镜。便携式水壶使你能随时补充水分。冬天戴上手套和帽子应对寒冷的天气。长时间走路时，建议把随身物品都装进双肩包。如果有随身用的音乐播放器的话，就可以一边听着喜欢的音乐，一边享受走路的乐趣啦。

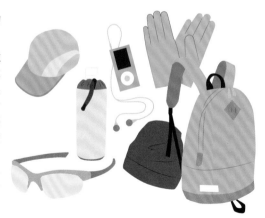

第 **4** 章

利用 躯干

进行更高水平的走路锻炼

这一章面向的对象是已经掌握了"躯干走路法"的人，
介绍让他们进一步提高水平的走路方法。
在身体状况良好，天气也不错时，请试着挑战一下。
你的走路之旅一定会变得更加生动有趣，
更加富有活力。

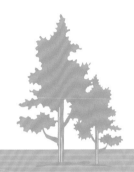

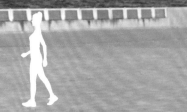

通过施加负担的
方式强健躯干

> 掌握了基本的走路方法，想要
> 学习一些富于变化的走路方式

　　只要记住了走路的方法，走多远由你决定。请试着制订一个目标，比如作为日常功课，每天走 30 分钟，并且加以实践。

　　掌握了"躯干走路法"，也习惯了走路这件事之后，下一步就要试着去挑战增加少量运动负荷的走路法了。增加运动负荷的方法多种多样，可以利用台阶和坡道，或者延长走路时间等。具体方法不同，效果也不同，比如增强肌肉力量、提升耐力等各种效果。

　　实际上，以马拉松比赛作为目标的跑步者，也会进行坡道冲刺或者长时间持续奔跑的练习。与一直采用同一个计划表跑步相比，形式多样的练习更能带给身体巨大的改变。

　　这个道理也同样适用于走路。虽然一开始可能有些难，但是只要试着努力去做，以后再走的时候就会觉得轻松很多！习惯之后，就有可能从走路升级到跑步了。

　　在增加负荷走路时，为了预防伤病的出现，请认真进行第 84 ～ 87 页介绍的热身和拉伸运动。在努力走路的日子里，对肌肉进行认真护理非常必要。

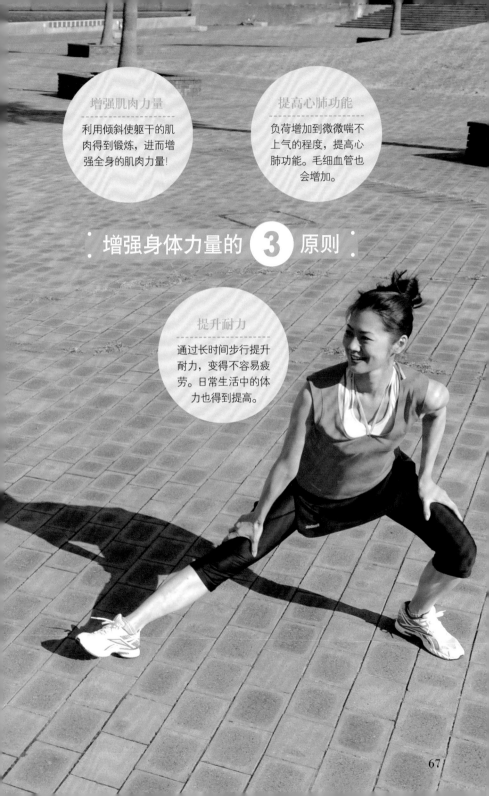

增强肌肉力量

利用倾斜使躯干的肌肉得到锻炼，进而增强全身的肌肉力量！

提高心肺功能

负荷增加到微微喘不上气的程度，提高心肺功能。毛细血管也会增加。

增强身体力量的 3 原则

提升耐力

通过长时间步行提升耐力，变得不容易疲劳。日常生活中的体力也得到提高。

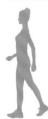

掌握充分利用躯干的感觉
走台阶

一步一步保持身体轴心笔直非常重要

或许很多人会说"我讨厌走台阶"，但我希望，大家在车站或者办公区看到台阶的时候，就试着挑战它一下！在向上的台阶上走路，对躯干的锻炼效果非常明显。

想要很好地运用躯干，秘诀就在于脚落在上一级台阶上的时候，从骨盆开始向上运动。臀部用力，从腰部开始带动腿和脚踏上去，感觉到好像要利用身体后方的肌肉将身体举起一样。脸部朝向正前方，视线不要向下。如果视线向下的话，会很容易导致腰部弯曲，无法保持身体轴心的笔直。

上台阶时要使脚部从脚尖到脚跟都完全落在台阶上。如果只用脚尖着地的话，与躯干相比，小腿所承受的负担更重。在上班和上学途中遇到台阶的话，请一定试着练习一下！

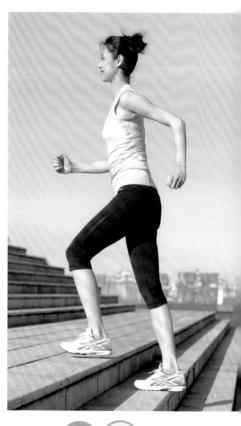

效　果

▶ 增强肌肉力量
▶ 提升心肺功能
▶ 提拉臀部

运用躯干上台阶

从骨盆开始向上提拉腿部，将脚放在上一级台阶上。放在上面的时候，要注意从脚尖到脚跟都完全接触地面，全脚着地。

膝盖伸直，臀部用力的同时踏地面。使上半身笔直地位于腿部上方，保持身体轴心笔直。

POINT

抬腿需要的力量从骨盆开始

POINT

落地时全脚掌着地

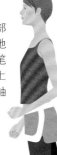

NG

如果腰部弯曲了，就无法利用到躯干

如果头部向前探出，腰部呈弯曲状上台阶的话，就会导致无法利用到躯干，而是增加了大腿前侧的负担。

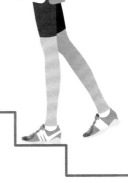

推荐这样的人练习

· 希望燃烧脂肪的人

· 希望短期见效的人

· 大腿容易疲劳的人

使用台阶进行锻炼的话，可以在短距离、短时间内使心跳加快，使脂肪燃烧的效果更加明显，此外还可起到逐步锻炼躯干的效果，并可配合进行臀部和大腿内侧等躯干肌肉的训练。

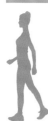

通过强力踏步强化躯干
走坡道

通过上坡，更容易练习承载体重

跑步选手在训练中也经常会进行上坡锻炼。走上坡的时候，由于必须要将体重落在位于前方的腿上，因此可以在走路的同时对躯干上松弛的肌肉给予刺激。

需要注意的是步幅。缺乏力量的人如果盲目加大步幅，就会导致头部和腿部向前，臀部则落在了后面。步幅应该略小于平时走路时，注意一步一步地利用躯干踏出。

脚跟先着地，让膝盖充分伸展后踩实地面。这样做能够用到整个脚底，使步伐充满力量。

下坡时也要保持步幅较小。如果步幅保持与在平地上差不多的话，腰部就不会被拉起。

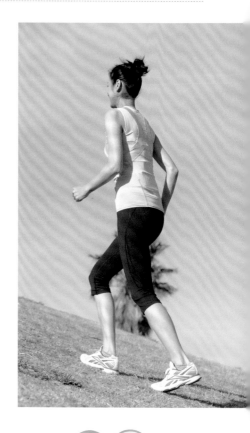

效 果

▶ 增强肌肉力量
▶ 提高心率，提升耐力
▶ 改善血液循环

通过增加负重来发挥躯干功能

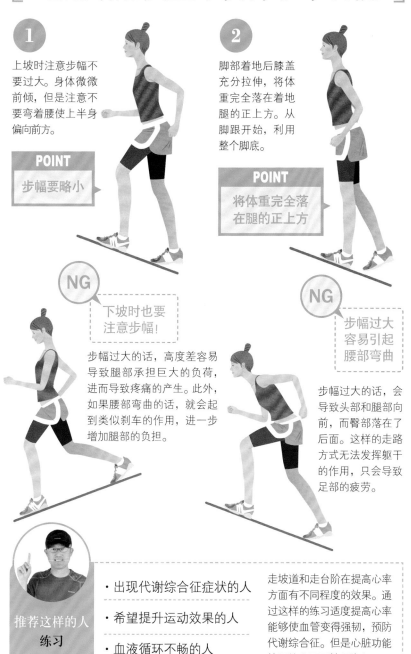

1

上坡时注意步幅不要过大。身体微微前倾，但是注意不要弯着腰使上半身偏向前方。

POINT
步幅要略小

2

脚部着地后膝盖充分拉伸，将体重完全落在着地腿的正上方。从脚跟开始，利用整个脚底。

POINT
将体重完全落在腿的正上方

NG
下坡时也要注意步幅！

步幅过大的话，高度差容易导致腿部承担巨大的负荷，进而导致疼痛的产生。此外，如果腰部弯曲的话，就会起到类似刹车的作用，进一步增加腿部的负担。

NG
步幅过大容易引起腰部弯曲

步幅过大的话，会导致头部和腿部向前，而臀部落在了后面。这样的走路方式无法发挥躯干的作用，只会导致足部的疲劳。

推荐这样的人练习

· 出现代谢综合征症状的人

· 希望提升运动效果的人

· 血液循环不畅的人

走坡道和走台阶在提高心率方面有不同程度的效果。通过这样的练习适度提高心率能够使血管变得强韧，预防代谢综合征。但是心脏功能较弱的人不要勉强为之。

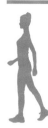

轻负荷长时间持续行走
LSD走路法

使毛细血管发达,还具有美肤效果

所谓 LSD,是英文"Long Slow Distance"的缩写,指的是长时间的、速度缓慢的、长距离的跑步练习方法。把这种方法应用于走路,就是 LSD 走路法。要求比平时的走路速度稍慢,持续走1.5 ~ 2 小时,甚至更久。

通过轻负荷长时间的持续行走,使腰腿部位的肌肉得到强化,进而使末梢的毛细血管变得更加发达,从而提高有氧运动的能力,这与燃烧脂肪之间也存在着关联。身体被激活,能够促进皮肤的氧气供应,因此可以起到美肤的效果。

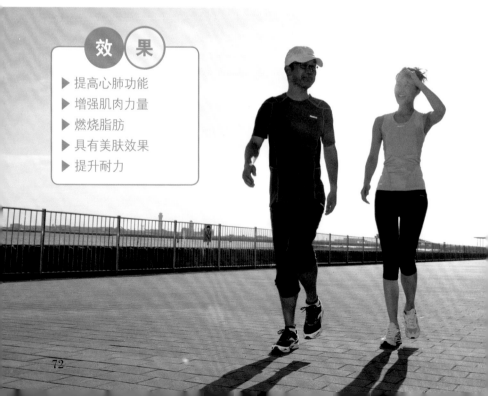

效果
▶ 提高心肺功能
▶ 增强肌肉力量
▶ 燃烧脂肪
▶ 具有美肤效果
▶ 提升耐力

以固定的速度走90分钟以上

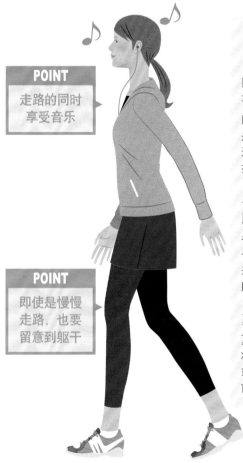

提升要点

时断时续悠闲地走路是没有效果的

即便走了同样长的时间，如果是逛街那样走走停停的话，是达不到走路效果的。要专心地、持续地走路！

冬季穿着能够调节体温的服装走路

冬季要穿着方便脱下来的服装。一开始需要穿着夹克戴着手套来保暖，体温升高之后，可以脱下其中的一件来调节体温。

夏季要认真进行水分补给

夏季长时间步行需谨防脱水症状的发生。要及时补充纯净水或运动饮料，请在感觉到口渴之前补充水分。

POINT 走路的同时享受音乐

POINT 即使是慢慢走路，也要留意到躯干

为了避免长时间走路感觉到枯燥，建议听听音乐。即使是慢慢走路，也要充分运用躯干。

推荐这样的人练习

· 希望进一步塑身的人

· 希望缓解压力的人

· 希望提升耐力的人

LSD走路法最大的魅力就在于它对人的精神产生的效果。由于负担较轻，因此不仅不会对人造成压力，反而可以缓解压力。挤不出太多时间的人可以在上班、上学的路上挑战它。

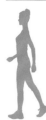

走路能力迅速提高
快走

留意躯干
提高步频

　　所谓快走，简单来说就是加快走路的速度。但需要注意的是，走路的速度比平时提高，并不是通过加大步幅，而是通过提高步频实现的。

　　如果盲目加大步幅，会导致只有膝盖以下的腿部向前，腰部弯曲，无法用到躯干。"躯干走路法"正确的做法是膝盖微微弯曲，通过快速摆臂实现类似于竞走的速度。

　　利用躯干进行快走的话，全身的肌肉力量都会得到增强，基础代谢率提高，身体也不容易长胖了。虽然想瘦，体重却怎么都降不下来的人，请用这种方法提高代谢率。

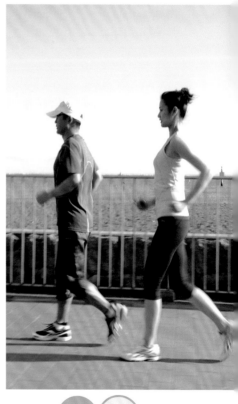

效　果

▶ 彻底贯彻"躯干走路法"
▶ 提高肌肉力量和基础代谢能力
▶ 增强循环器官的功能

有节奏地提高脚的活动频率

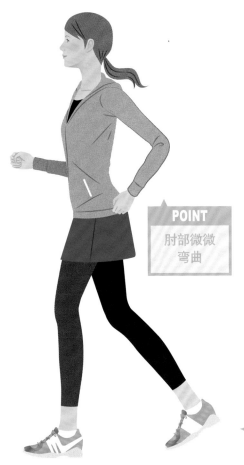

效 果

提升要点

用类似于竞走的姿势行走
不要变成慢跑。着地一侧腿的膝盖和髋关节充分伸展，像竞走一样去走路。

不要忘记拉动肘部
想要走快时，如果上半身拼命向前，那就不能运用到躯干了。发现姿势不对时，要充分拉动肘部，活动肩胛骨进行矫正。

喘不上气的话就降低速度
如果心率提高，觉得喘不上气的话，要适当降低速度。身体的不适感得到缓解后，再把速度重新提高。

> **POINT**
> 肘部微微弯曲

> **POINT**
> 不是加大步幅，而是提高步频

不要加大步幅，要让体重完全落在腿部的正上方。肘部微微弯曲、手臂快速摆动的话，腿部的活动频率也会提高。

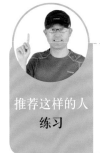

推荐这样的人练习

· 易胖的人

· 希望提高走路水平的人

· 希望肌肉有力量的人

快走必须要充分利用躯干才能进行。充分使用大块的肌肉，使得掌握"躯干走路法"的水平得到提升。最适合希望增强肌肉力量和塑身的人。

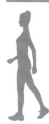

献给希望升级到跑步的人
走路&慢跑

从慢跑5分钟开始吧

体会到了走路的乐趣后，有些人会开始想要"跑起来试试"，针对这些人，推荐在走路过程中夹杂慢跑的"走路＆慢跑"法。

此时的要点在于慢跑的速度。由于大部分人在这时都会想着"那么，就跑起来喽"，然后以冲刺般的速度开始跑步，很快就开始气喘吁吁了。

慢跑采取比走路稍稍快一点的速度就可以了。即使速度很慢，也会取得比走路更好的运动效果，使得肌肉力量得到增强，心肺功能得到提高。

慢跑要从每次跑三五分钟开始，不要勉强自己。习惯了之后，再慢慢延长跑步的时间。

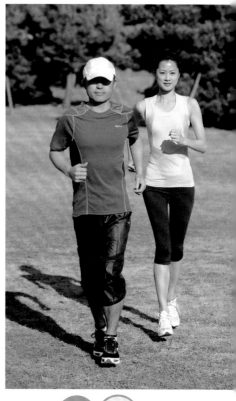

效 果

▶ 增强心肺功能
▶ 增加肺活量
▶ 加入了跳跃的元素，能刺激骨骼和肌肉

［在走路过程中加入短时间的慢跑］

经常走路30分钟的人，在总运动时长不变的情况下，可以试着在其中加入短时间的慢跑。即使是2～3分钟的慢跑，也能起到很大的刺激效果。不要勉强自己，想着"如果觉得困难就改回走路"就可以啦。

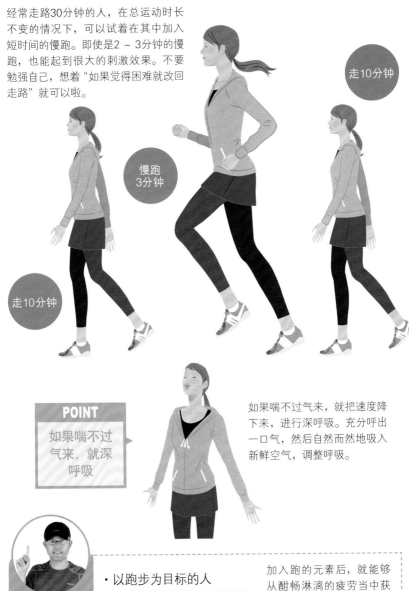

走10分钟

慢跑
3分钟

走10分钟

走10分钟

POINT
如果喘不过气来，就深呼吸

如果喘不过气来，就把速度降下来，进行深呼吸。充分呼出一口气，然后自然而然地吸入新鲜空气，调整呼吸。

推荐这样的人
练习

· 以跑步为目标的人

· 希望有耐力的人

· 希望获得成就感的人

加入跑的元素后，就能够从醋畅淋漓的疲劳当中获得成就感。不仅推荐给以跑步为目标的人，也推荐给希望以运动的感觉享受走路的人。

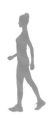

在日常生活中 也要留意躯干

只要留意 就能掌握正确的姿势

即使记住了正确的姿势，在日常活动过程中如果躯干放松了下来，也还是会回到原来不正确的姿势。因此，在日常生活中也要留意躯干。

心里一直想着"使骨盆前倾""保持身体轴心笔直"一类的话，与散漫的姿势相比，应该能体会到挺拔的姿势更舒服。

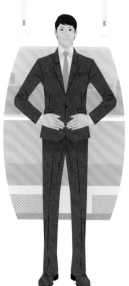

在电车里时

将重心置于丹田
站立时不用扶手

不扶着扶手或吊环，试着凭借自身的平衡站立。双腿均衡地分担体重，留意位于肚脐下方的丹田，这样就能保持身体的稳定。臀部和腹部用力，使自己不会随着电车的摇晃左摇右摆。

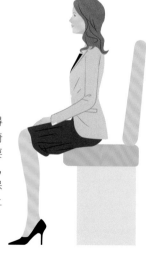

骨盆立起
保持笔直的姿势

坐着的时候，要坐得轻一些，不要用到椅背。秘诀是骨盆不要"卧倒"而是要立起来，脊椎骨保持笔直。保持仿佛把头部向正上方拉伸一样的感觉。

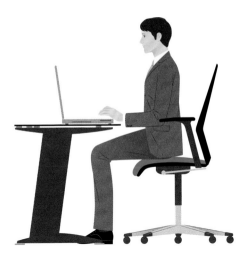

调整桌子的高度，防止驼背

身高正常的人坐在普通办公桌前，往往由于椅子偏低，工作时手臂需要适当举起，结果就造成肩部上耸变得紧张，肩胛骨的活动能力变弱。在伏案学习或者工作的时候，把椅子的高度稍稍调高一些，使肘部与桌子的高度保持一致是比较合适的。

购物时

较重的物品要用双肩共同分担

不要习惯于只用某一侧的手臂来拎东西！这会导致左右两侧手臂的肌肉差别加大，进而导致身体不正。需要拎东西时，要让左右两侧分担几乎相同的重量。

穿高跟鞋时

时常活动骨盆使其前倾

穿高跟鞋的时候，要利用大腿的前侧保持平衡，骨盆容易后倾。静止站立时，用手支撑骨盆，使其前倾。（参考本书第25页）

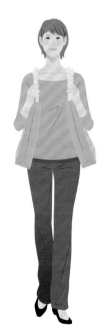

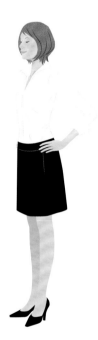

搬拿重物时

靠近重物
利用躯干的力量将其搬起

如果距离重物较远就直接将其搬起的话，只有手臂在支撑重量，没能用到躯干上的大块肌肉，一旦不小心的话还容易扭到腰。为了有效利用躯干，很重要的一点就是要靠近重物。用手稳稳地抓好之后，按照蹲起动作的要领，使膝盖伸直，用躯干的力量将重物搬起。

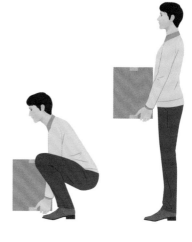

骑自行车时

尽量从正上方开始蹬脚踏板

与走路一样，骑车时从正上方开始蹬脚踏板就可以用到躯干的力量。如果车座过低，坐在上面时就无法从正上方开始蹬了。要把车座调整到膝盖能充分伸展的高度。

开车时

注意避免椅背过于靠后

有些人开车时椅背特别靠后，几乎是以躺着的姿势在开车，这样会导致腹部肌肉的力量减弱。因此要注意避免椅背过于靠后！个子较小的人可以在背后放一个靠垫以协助保持笔直的姿势。

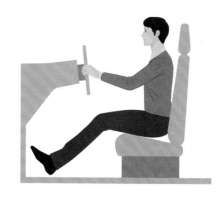

第 5 章

把躯干走路法
变成习惯

在把走路当成日常功课的过程中，
可能会出现伤痛、疲劳、没有劲头等各种情况。
这一章为大家介绍的是能够轻松、
安全地坚持走路锻炼的方法。
让我们掌握正确的知识，养成走路的习惯吧。

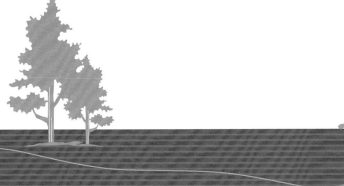

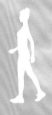

从走路开始
彻底改变生活

感受变得健康有魅力的自己

　　经常听到有人说自己"无论做什么运动都坚持不下去"，虽然我能帮你明白走路锻炼的种种好处，但是能不能养成习惯还是要靠自己。在这里教给大家的是为坚持下去而需要掌握的知识。

　　首先，需要注意伤病的护理。当需要走很多路的时候，走路前后都要进行拉伸练习，如果出现疼痛和不适，要进行适当的护理。疼痛严重的时候不要硬撑着，休息才是聪明的选择。

　　其次，没时间走路的人应该在日常生活中尽量积极活动起来。例如用爬车站的台阶、骑自行车等方式代替走路，即使没时间专门走路，也能在生活中认真地走一走。只要保持身体处于活动状态，一旦有了机会，就能很快恢复走路锻炼的习惯。

　　再次，能够坚持下去的最大动力就是切实感受到身体的积极变化。不光是体重的增减，还包括"肩部的僵硬减轻了""身姿变得好看了""心态更积极了"等等，请细心感受这些来自身体的细微变化。这样一来，这些积极的"感受"就会转化为明天继续坚持下去的动力。要相信，通过走路就能引发身心革命！这也是让你坚持下去的秘诀。

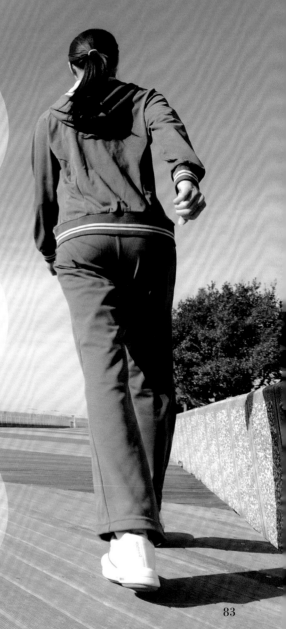

"养成走路习惯"的 **3** 个要点

疲劳与疼痛的预防和护理

利用热身和拉伸运动预防运动损伤的发生。如果感觉到不适，要尽快进行自我护理，调整状态。

选择与生活方式相称的走路方式

实施与自己的生活习惯相称、与工作安排和休息日程相匹配的走路训练。如果没有时间的话，就请有效利用路上的时间。

感受身体的变化，体会成就感

对自身的变化敏感一些，以确认走路的效果。通过身心的积极变化来提升走路的动力。

"要走很多路"时要做的
热身体操

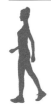

如果是平时走路的话,没有必要特意进行热身。但是,"要走很长的路"或者"要快走"的时候,请先进行最低限度的热身。重点在于舒展膝盖、脚踝、腰部等容易产生疼痛的部位。使关节变热,变得易于活动,能够预防扭伤等伤病的发生,同时躯干也能更好地活动。推荐在完成第38～49页的"躯干体操"后再开始长距离行走。

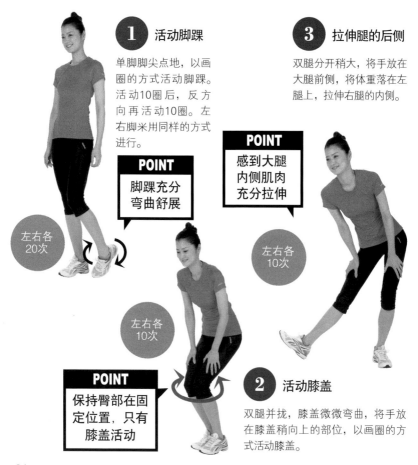

1 活动脚踝

单脚脚尖点地,以画圈的方式活动脚踝。活动10圈后,反方向再活动10圈。左右脚采用同样的方式进行。

POINT
脚踝充分弯曲舒展

左右各20次

POINT
保持臀部在固定位置,只有膝盖活动

左右各10次

2 活动膝盖

双腿并拢,膝盖微微弯曲,将手放在膝盖稍向上的部位,以画圈的方式活动膝盖。

3 拉伸腿的后侧

双腿分开稍大,将手放在大腿前侧,将体重落在左腿上,拉伸右腿的内侧。

POINT
感到大腿内侧肌肉充分拉伸

左右各10次

4 活动腰部

双腿微微分开站立，将手放在腰部。以腰部画圈的方式向右大幅度水平转动。活动10圈后向左再转动10圈。

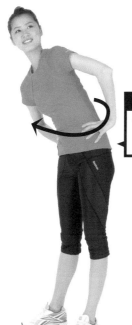

POINT
前后左右大幅度转动

左右各
10次

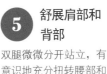

POINT
舒展背部和肩胛骨

左右各
10次

5 舒展肩部和背部

双腿微微分开站立，有意识地充分扭转腰部和背部。左右各10次。

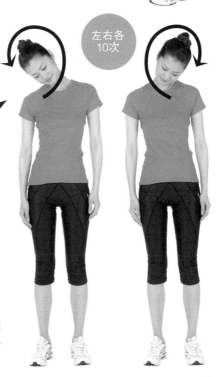

左右各
10次

POINT
舒展颈部周围

6 活动颈部

颈部倒向前方，慢慢向右转动，转动1周后再向左转动。保持姿势正确，左右各转动10次。

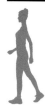

不留疲劳的
拉伸体操

走了很多路之后的次日，有时腰腿肌肉会紧张酸痛。如果在运动后充分进行拉伸运动的话，就能够防止这种酸痛的产生。在进行拉伸运动的时候，要有意识地拉伸肌肉，舒缓肌肉的紧张。尤其需要特别护理的是走路时使用最多的足部和躯干部位的肌肉（可能会发热甚至引发轻微的炎症），因此请认真进行肌肉的拉伸以消除疲劳。

1 拉伸跟腱和小腿肌肉

左腿向前跨出，体重落在前面，拉伸右腿的内侧。保持拉伸的状态坚持10秒。左侧采用同样的方式进行。

3 拉伸脚踝

将腿的内侧上提，只用外侧站立，保持10秒。充分拉伸位于外侧踝骨周围的韧带。

POINT
体重均匀分布
在左右两侧

左右各
10秒

POINT
不要反向运动，
充分拉伸

保持10秒

左右各
10秒

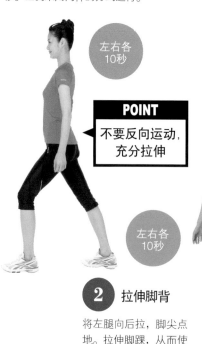

2 拉伸脚背

将左腿向后拉，脚尖点地。拉伸脚踝，从而使脚背得到拉伸。

POINT
改变脚踝的
角度，拉伸
整个脚背

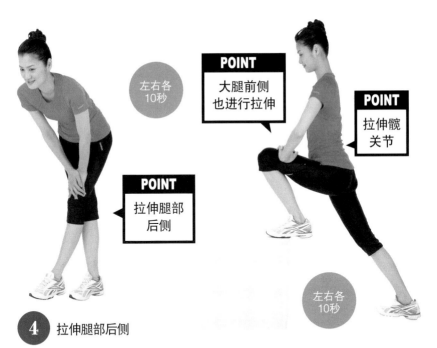

左右各
10秒

POINT
大腿前侧
也进行拉伸

POINT
拉伸髋
关节

POINT
拉伸腿部
后侧

左右各
10秒

④ 拉伸腿部后侧

左腿向前伸出，与右腿交叉。上半身向前倒，双手放在左膝上，拉伸右腿后侧。左右腿各进行10秒。

⑤ 拉伸髋关节

将左脚放在与膝盖几乎等高的台子上，体重落在上面。同时拉伸右腿的髋关节和左大腿的前侧。另一条腿也采用同样的方式进行。

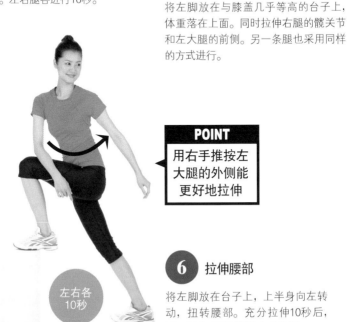

POINT
用右手推按左
大腿的外侧能
更好地拉伸

左右各
10秒

⑥ 拉伸腰部

将左脚放在台子上，上半身向左转动，扭转腰部。充分拉伸10秒后，另一侧也采用同样的方式进行。

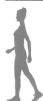

感到不适、疼痛时的
护理&按摩

刚开始走路锻炼的人经常会出现膝盖或者腰部疼痛，一旦出现疼痛或不适，应该立即停止走路，进行自我护理。如果在情况变得严重之前及时进行处置的话，可以很快恢复，马上就可以重新开始走路锻炼。如果不是初学者，却出现了疼痛，则有可能是没能掌握利用躯干走路的方法。此时请再确认一遍走路的基本姿势，是不是留意到了肩胛骨和骨盆，迈步时重心是不是笔直地落在了腿的正上方。

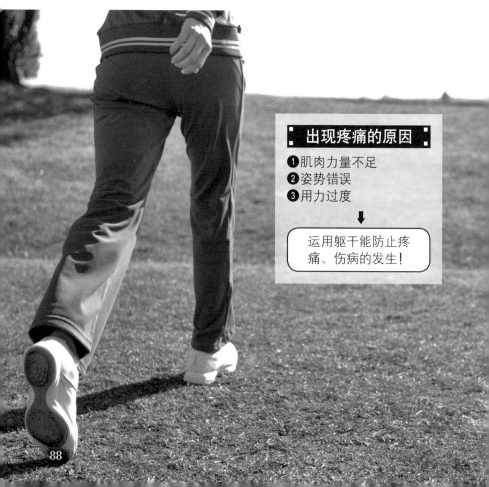

▋出现疼痛的原因▋

❶肌肉力量不足
❷姿势错误
❸用力过度

↓

运用躯干能防止疼痛、伤病的发生！

膝盖疼痛

▼走路导致的伤病①

对于走路和跑步的初学者来说，最常见的伤病就是膝盖疼痛。

膝盖下方疼痛是肌肉力量不足所导致的。如果坚持走路锻炼，肌肉力量得到了增强，疼痛就不会再出现了，因此不用担心。

膝盖外侧凹陷处的疼痛是过度使用了大腿前侧和外侧的肌肉，造成肌肉紧张所导致的。那么就通过下面的按摩来柔和地舒缓大腿的紧张吧。

大腿前侧和外侧紧张，表明没有能够利用躯干平稳地走路。如果忍痛坚持走下去的话，身体的平衡会被进一步破坏。因此不要硬撑着继续走路，而是要再次确认走路的姿势是否正确。

预防方法

1 实践"躯干走路法"介绍的走路方式

2 注意着地时内外侧髋关节不要歪曲

3 稳稳地走路，强化肌肉力量

处置方法

通过按摩消除大腿的紧张

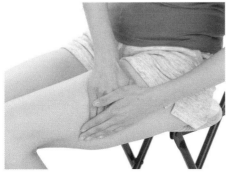

1 用按揉的方式舒缓大腿外侧的肌肉

左右手重叠放在大腿的外侧。用手指肚按揉舒缓肌肉，按揉范围以与大腿前侧肌肉的交界处为界，强度以稍稍感到疼痛为宜。

2 用手指按压按摩大腿前侧

左右手的大拇指重叠放在大腿前侧的肌肉上，好像要把体重落在上面一样进行指压按摩。肌肉紧张严重的部位尤其要轻柔地进行按摩。

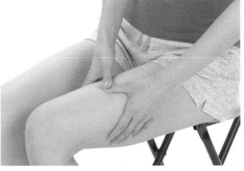

小腿疼痛

如果没能充分利用躯干的话，就会依靠把腿踢出去的方式走路，导致小腿和腓肠肌的疼痛。这种情况是走路的强度过大，超越了自身承载极限引起的，因此首先要停下来休息，消除患病部位肌肉的疲劳。

预防方法

1. 使骨盆前倾，用躯干带动身体

2. 认真走路，使躯干的肌肉有力

3. 注意不要锻炼过度

处置方法

刺激"足三里"穴

用另一只脚的脚跟进行按摩

坐在椅子上，把感到疼痛的一侧腿向前伸。将另一侧的脚的脚跟放在位于膝盖外侧稍向下位置的"足三里"穴上，用脚跟轻轻按压。

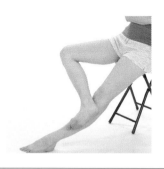

腰部疼痛

腰部疼痛是姿势不正确导致的。驼背或腰部过度向前挺都会给腰部增加负担，进而导致紧张、疼痛、倦怠等问题的产生。在日常生活中，也要留意到躯干的存在，注意保持正确的姿势。

预防方法

1. 改掉驼背或腰部过度向前挺等坏习惯

2. 活动肩胛骨，用正确的姿势走路

3. 充分进行腰部的热身运动和拉伸运动

处置方法　通过拉伸消除腰部的紧张

1 拉伸腰部，消除紧张

坐在椅子上，上半身向下倒，努力摸到脚踝后侧，拉伸腰部的肌肉。腰部不要用力。

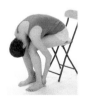

2 扭转腰部，消除紧张

双腿叠放，向位于上方的腿的一侧转动身体，舒缓腰部的肌肉。要点是从腰部到背部充分扭转。

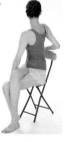

脚底疼痛

初学者发生脚底疼痛的不在少数。这有可能是由走路时间过长、路面过硬、足部被过度使用等多种因素造成的。

其产生的原因在于多次的着地冲击使得脚心的拱形部位下落。也有一种情况是位于脚底的跖肌产生了炎症，疼痛传导到了肌腱上。

出现疼痛时，需要舒缓脚心周围的肌肉，在炎症消除前要有节制地进行走路锻炼。对于习惯性疼痛的人，建议准备鞋垫以缓解对脚底的冲击。

希望从走路升级到跑步的人，要从现在开始养成认真进行护理的好习惯。

预防方法

1 出现不适时不要硬撑

2 利用鞋垫缓和对脚底的冲击

3 尽量不要在较硬的路面上走路

处置方法 | 舒缓整个足部，使疲劳的足部放松

1 按摩脚心周围

以脚心为中心，按揉、舒缓紧张变硬的部位，拿拇指用力按压。推荐踩在高尔夫球上，或踩在竹子上进行按摩。

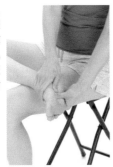

2 按摩脚跟周围

按摩从脚跟到脚踝骨的部位。用一只手抓住脚跟，用5根手指的手指肚用力按压。内外侧都要按摩到。

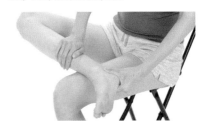

3 来回掰脚趾

双手抓住脚趾根部，向内侧、外侧来回掰。在大量走路后，脚趾会紧张疲惫，这样可使其放松。

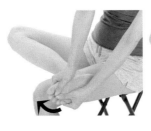
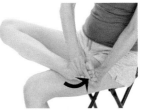

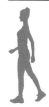

为无法坚持长期运动的人提供的
热情提升术

无论何时何地，走路都是最简单易行的运动。但是，仍然有某些缺乏持之以恒精神的人会说"就连走路我都无法坚持进行"吧？无法长期坚持运动的原因无外乎是"没有动力了"和"由于某种理由中断了"这两类。下面介绍的就是克服这两大原因的几种方法。只要稍稍梳理一下日常的走路习惯就可以了。请一定要摸索适合自己的方法。

战术 1　经常改变一下走路的环境

如果总是沿着同一条路线走路，当然会觉得乏味。可以把走路的地点设得远一点，比如去公园、河边等绿化较好的地方走路，改变一下走路的氛围。

此外，即使是在已经很熟悉的家附近，如果换一些地方走路，也许会有新的发现，使走路的乐趣倍增。

对历史感兴趣的人可以去逛逛历史遗迹、神社、佛寺等，在享受乐趣的同时进行走路锻炼。

战术 2　立下目标再走路

有运动经验的人可以立下目标，将提升运动水平作为自己的刺激点。例如，以开始走路锻炼3个月后参加10km马拉松作为目标等。最近，5km、10km的短距离跑步比赛也多了起来，希望从走路升级到跑步的人可以以此作为目标。

请从设定一个可能达成的目标开始行动吧。

战术 3 记录走路成果

使用计步器记录下每天走路的步数，能够有效提高热情。定下一天中的目标，或者每月记录下步数的总和。

试着记录自己走路锻炼的成果吧。把它作为每天累积起来的努力的证明，可以从中获得很大的成就感。

战术 4 找到一起锻炼的伙伴

如果能和家人或者朋友约好一起锻炼的话，走路锻炼的世界就会变得更加宽广了。也有很多走路爱好者协会等民间团体会举办各种活动，试着参加这些活动也是不错的选择。

最近喜欢登山或者去高原徒步旅行的人多了起来。如果能约到一起走路锻炼的伙伴的话，也可以相约去空气清新的地方"远足旅行"，这样还可以增进伙伴之间的感情。

战术 5 不要勉强，该休息的时候要休息

对于完美主义者来说，哪怕只休息了一天，也容易感受到巨大的挫败感，进而中断好不容易养成的习惯。

在心情不好的时候要果断休息，这是让锻炼坚持下去的秘诀。如果走路走得腻了，也可以换成网球或者自行车之类的运动。

不要严格地认为"每天必须要做"，试着用轻松的心态去面对锻炼吧。

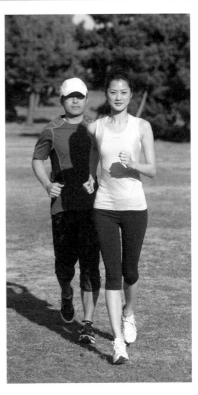

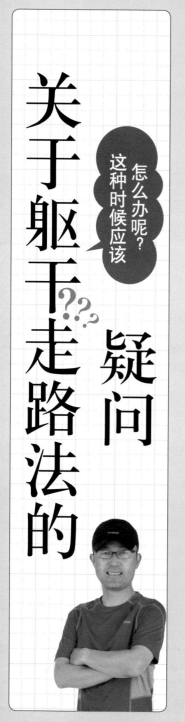

关于躯干走路法的

疑问

怎么办呢？
这种时候应该

???

虽然我坚持每天走路，但是体重却一点都没有减轻。饮食方面有什么需要注意的地方吗？

与食物本身相比，饮食方法更重要！

因为体重没有减轻而苦恼的人，有很大的可能是在饮食习惯方面存在问题。请回忆一下自己一天当中都吃了些什么。是不是虽然减少了正餐的摄入，但会时常吃些小零食呢？如果是这样的话，即使走路锻炼，体重也不会减轻的。

有些人会猜测：是不是只要减少正餐的摄入就可以了？其实这种想法是错误的。由于走路提高了身体的代谢水平，因此更需要在饮食上保证糖类、蛋白质、维生素和矿物质的均衡摄入。在饮食均衡的基础上，需要注意避免过量摄入脂类、甜食等"无用的热量"。

此外，如果在空腹状态下走路的话，走完后肚子饿得咕噜咕噜直叫，很容易在不经意间摄入过量的食物。如果感觉到有些饿的话，可以在运动前稍微吃一些小饭团之类的食物。

在健身房的跑步机上走路，效果也是一样的吗？请告诉我一些使用跑步机进行锻炼时需要注意的要点。

 要设定与自身运动能力相符的速度。

与跑步相比，走路的负担较小，因此无论是在跑步机上进行，还是在户外进行，效果都没有太大的差别。只是由于户外具备台阶、坡道等条件，可以进行更富于变化的练习。在这点上，户外走路略胜一筹。

利用跑步机进行走路锻炼时，最需要注意的就是速度的调整。不能过快也不能过慢，要设定与自身运动能力相符的速度。尤其要注意如果速度过快的话，可能会产生危险。

 我想一整年都进行走路锻炼，那么根据气候的变化，有什么需要注意的吗？

 在过冷和过热的时候注意控制负荷。

在极端的天气状况下，如盛夏和寒冬，要适度控制走路锻炼。在炎热的夏季，要避免在正午最热的时候进行锻炼，而应选择早晨或者夜间进行。相反，在寒冷的冬季，建议大家选择日照最强的正午时分进行走路锻炼。

在过冷或者过热的时候，身体会承担比平时更重的负荷，走路锻炼时不要逞强，选择相当于平时运动量的七八成即可。下雨天如果不是路很难走，也可以照常进行走路锻炼，但是由于身体被淋湿后会导致体温下降，因此要准备好雨衣等防护用具。

我担心夏季走路时会脱水。请告诉我一些能有效补充水分的秘诀吧。

 与水相比，更推荐饮用运动饮料。

尤其是在走路 30 分钟以上的时候，需要有意识地补充水分。请自带水杯或在便利店、自动售货机买水饮用。出汗会导致矿物质和盐分随水分流失，因此在补充水分的时候，推荐选择含有上述成分的运动饮料。

 我听说如果不能每天坚持，就会完全起不到锻炼的效果。每周进行两次走路锻炼不行吗？

 如果在生活中穿插其他活动的话，每周两次锻炼也能有效果。

即使不能专门腾出时间来好好走路锻炼，在一天当中，大家应该也不会处于一动不动的状态。或走得快一点，或走的距离远一些，在平时走路时，如果能实践诸如此类的锻炼要素的话，也能起到很好的运动效果。这样一来，每周只走路锻炼两次也没关系。

 我想瘦下来，所以穿着塑身衣走路锻炼，这样会有效果吗？

 只会让你充分出汗，并不会燃烧脂肪。

虽然体重确实会减轻，但那是因为出汗太多，只是从体内排出了水分，与燃烧脂肪毫无关系。而且在夏季穿着塑身衣走路，会有脱水的危险。所以，从健康的角度上说，不推荐这样做。

Q 作为跑步者，要怎样把走路锻炼加入训练当中呢？

A 走路锻炼最适合作为开始跑步锻炼前的基础训练。

例如，由于伤病的原因很久没有跑步了，结束休养后重新开始训练的时候，推荐从走路锻炼开始。此外，在肌肉疼痛剧烈的时候，可以通过走路来消除疼痛。

跑步者可以把走路锻炼看成是负荷低于跑步的有氧运动，根据自己的实际情况灵活安排。

Q 我看见有人走路时在手上和腿上绑上重物，这种走路方式值得推荐吗？

A 这样有可能会导致躯干的平衡性不佳。

在手上和腿上绑上重物的话，会导致注意力从躯干转移到了肢体的末端部位，使得躯干肌肉的平衡性变差。如果想增加负荷，可以背一个双肩包，在接近躯干的地方增加负荷。

Q 膝盖疼痛，导致走路很困难。用营养补充剂好吗？

A 需要多试用几种，找到适合自己的!

利用营养补充剂来补充自身所缺乏的营养元素是很有效的。但是，是否能感受到实际效果就因人而异了。最好能研究摸索适合自己的产品，花一些时间去试用。顺便说一句，膝盖疼痛的话，用"软骨素"（コンドロイチン）效果很好。

把日常的走路变成锻炼

　　本书以《躯干跑步法》的精髓为基础，将其改编为适用于走路锻炼的方法与练习指导。想要更加积极、更加有效地进行走路锻炼的朋友，请一定认真阅读。

　　日本人所从事的各种运动当中，最主要的就是走路。作为最受欢迎的运动，走路不仅可以出于健康和减肥的目的而专门进行，同时也几乎是每个人都要用到的日常活动方式。

　　如果能够有效利用躯干的话，也就是说，能够稍微有意识和有技巧地运用躯干的话，日常生活中司空见惯的走路便能成为理想的锻炼方式。

　　在本书的写作过程中，我曾经在东京街头做过实验。我观察了一千多人的日常步态。结果发现，97%以上的人都没采取利用躯干的正确的走路方式。

　　其中，大部分中老年的公司职员都存在"驼背"的现象，这让我很是震惊。当然，我也发现了一小部分人有意识地让自己保持正确的走路姿势。但由于没能理解如何正确地在走路时

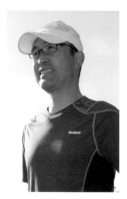
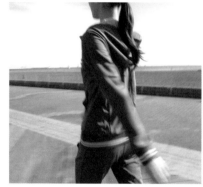

运用躯干，这种良好的意识也就白白浪费了。

此前没有注意过走路方式的人，或虽然想保持正确的走路姿势但却没有注意到运用躯干的正确走路方式及其效果的人，都请务必阅读本书，然后在日常生活中加以实践。

当你注意到的时候，你的身心一定已经发生了巨大的变化。

金哲彦

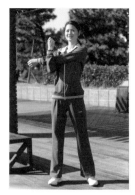
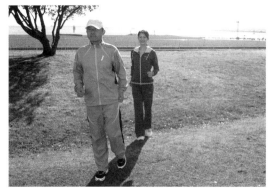

图书在版编目（CIP）数据

走路健身法：顶尖教练教你随时随地运动 /（韩）金哲彦著；肖潇译 .
—北京：北京联合出版公司，2016.9
ISBN 978-7-5502-8052-6

Ⅰ.①走… Ⅱ.①金…②肖… Ⅲ.①步行—健身运动 Ⅳ.① R161.1

中国版本图书馆 CIP 数据核字（2016）第 147985 号

《TAIKAN WOOKINGU》
© Kin Tetsuhiko 2010
All rights reserved.
Original Japanese edition published by KODANSHA LTD.
Publication rights for Simplified Chinese character edition arranged with KODANSHA LTD.
through KODANSHA BEIJING CULTURE LTD. Beijing,China.
本书简体字中文版由日本讲谈社正式授权银杏树下（北京）图书有限责任公司出版
发行，版权所有，未经书面同意，不得以任何方式作全面或局部翻印、仿制或转载。

版权登记号：01-2016-3431

走路健身法

著　者：[韩]金哲彦		译　者：肖　潇	
选题策划：后浪出版公司		出版统筹：吴兴元	
责任编辑：李　伟		特约编辑：徐　娇	
营销推广：ONEBOOK		装帧制造：墨白空间·张静涵	
摄　影：林桂多　金泽智康		模　特：森崎亚矢	
插　图：内山弘隆		造　型：齐藤节子（MAKE-UP ROOM）	
策　划：江口知子		服　装：Reebok Japan	

北京联合出版公司出版
（北京市西城区德外大街 83 号楼 9 层　100088）
北京盛通印刷股份有限公司印刷　新华书店经销
字数 118 千字　889 毫米 ×1194 毫米　1/32　3.5 印张　插页 6
2016 年 9 月第 1 版　2016 年 9 月第 1 次印刷
ISBN 978-7-5502-8052-6
定价：36.00 元

后浪出版咨询（北京）有限责任公司
常年法律顾问：北京大成律师事务所　周天晖 copyright@hinabook.com
未经许可，不得以任何方式复制或抄袭本书部分或全部内容
版权所有，侵权必究
本书若有质量问题，请与本公司图书销售中心联系调换。电话：010-64010019